Jürgen Schilling
Kau Dich gesund!

Jürgen Schilling

Kau Dich gesund!

Schlank und vital ohne Diät

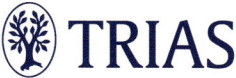

Dieses Buch soll Ihnen helfen, gesund zu leben.
Es kann kein Ersatz für die Untersuchung und den Rat
einer erfahrenen Ärztin oder eines Arztes sein,
insbesondere wenn Sie krank sind.
Suchen Sie deshalb unbedingt eine Ärztin
oder einen Arzt Ihres Vertrauens auf,
wenn Sie das Gefühl haben, Sie sind nicht gesund.

Bibliografische Information der Deutschen Bibliothek
Die Deutsche Bibliothek verzeichnet diese Publikation in der Deutschen National-
bibliografie; detaillierte bibliografische Daten sind im Internet über
http://dnb.ddb.de abrufbar

Die 1.–5. Auflage erschien bei Ehrenwirth in der Verlagsgruppe Lübbe GmbH & Co KG
Die 6. Auflage erschien im Karl F. Haug Verlag in MVS Medizinverlage Stuttgart GmbH & Co.
KG., Oswald-Hesse-Straße 50, 70469 Stuttgart
© 2011 TRIAS Verlag in MVS Medizinverlage Stuttgart GmbH & Co. KG., Oswald-Hesse-
Straße 50, 70469 Stuttgart

Die Ratschläge und Empfehlungen dieses Buches wurden von Autor und Verlag nach bestem
Wissen und Gewissen erarbeitet und sorgfältig geprüft. Dennoch kann eine Garantie nicht
übernommen werden. Eine Haftung des Autors, des Verlages oder seiner Beauftragten für
Personen-, Sach- oder Vermögensschäden ist ausgeschlossen.

Sofern in diesem Buch eingetragene Warenzeichen, Handelsnamen und Gebrauchsnamen
verwendet werden, auch wenn diese nicht als solche gekennzeichnet sind, gelten die ent-
sprechenden Schutzbestimmungen.

Programmplanung: Dr. Elvira Weißmann-Orzlowski
Bearbeitung: Anja Fleischhauer
Umschlaggestaltung: Cyclus·Visuelle Kommunikation, Stuttgart
Fotos im Text: Frank Williams, Dieter Schilling
Umschlagfoto: Janine Guldener
Satz: ew print & medien service gmbh, Würzburg
Druck und Verarbeitung: AZ Druck und Datentechnik GmbH, Kempten

ISBN 978-3-8304-6493-8
auch erhältlich als E-Book:
eISBN (PDF) 978-3-8304-6479-2
eISBN (ePub) 978-3-8304-6106-7

4 5

Inhalt

»Und wenn der Mensch in seiner Qual verstummt,
Gab mir ein Gott, zu sagen, was ich leide.«

Goethe

Ich widme dieses Buch der genußreichsten Aktivität auf Erden:

Der Kau-Bewegung.

Bewegung ist Durchblutung. Durchblutung ist Gesundheit. Gesundheit ist Leben für uns und unseren wunderschönen Planeten. Ich widme dieses Buch allen Menschen, die hungrig sind nach positiver Veränderung und den Reichtum dieser Erde (noch mehr!) genießen wollen. Dieses Buch ist auch gewidmet unserer »Just-in-time-Generation«, die kaum noch Zeit zum Luftholen hat: die gestreßten, gejagten, enttäuschten, frustrierten, diätgeschädigten Menschen. Dieses Buch soll Begeisterung auslösen bei den Sportbesessenen, die der Geschwindigkeit verfallen sind, die auf Dächern sprinten, an künstlichen Wänden hochklettern, zwischen Wolkenkratzern skaten. Ich möchte den »olympischen Läufer«, der in uns allen steckt, noch toppen, denn es geht noch schneller, noch dynamischer und noch einfacher durch: schmauen (= **schm**ecken und k**auen**)!

Eine ganz neue Dimension von Zeit und Genuß erfaßt uns: tiefer, intensiver als je zuvor. Ein Sekundenrausch nach Maß! Ohne Ende.

> Eine moderne Message sagt: Du bist »in«, wenn Du k.o. bist!
> Vergiß es! Du bist »in«, wenn Du richtig kaust!

Ich danke den Ärzten, all den vielen wunderbaren Menschen, die mich in den vergangenen neun Jahren mit Zuspruch (fast schon Bewunderung!) für meine Kau-Idee (siehe Anhang) so entscheidend inspiriert und motiviert haben. Das hat mich richtig glücklich gemacht.

Ganz besonders danke ich meinen Eltern, daß sie einen so verrückten Kerl wie mich in die Welt gesetzt haben.

Warm-Up

Ein herzliches Dankeschön meinen Leserinnen und Lesern für die überwältigende Resonanz. Im sechsten Jahr die 6. Auflage! **Schmecken** und **Kauen = Schmauen** ist in aller Munde – sogar in Kanada. Mrs. Dagmar Cox (57), Schulleiterin in Vancouver, hat, wie sie zugibt, aus Freude und Dankbarkeit mein Buch ins Englische übersetzt. Der Grund: Sie ist befreit von lebenslangen Darmbeschwerden und jubelt: »*Es vergeht kaum ein Tag, an dem mir nicht jemand sagt, dass ich jetzt so viel besser, attraktiver und jünger aussehe!*« »Kau Dich gesund!« erquickt auch schon die Leser in Tschechien. Neben meinem Traumberuf als Schauspieler hat sich für mich ein zweiter Traum erfüllt: Ich gebe Intensiv-Seminare für alle Menschen, die das Kau-Jogging und Schmauen erlernen möchten.

Im Juni 2004 coachte ich hochmotivierte Ärzte im Auftrag der Ärztekammer in einem intensiven praxisorientierten 18 Punkte-Ärzte-Fortbildungsseminar zum medizinisch-innovativen Schwerpunkt Hypno-Schmauen. Zwei wissenschaftliche Studien der Universität Erlangen-Nürnberg belegen den durch Kau-Jogging und Schmauen neu entdeckten Geschmackssinn und neu ausgebildeten Sättigungsreflex. Selbst Sodbrennen kann geheilt werden. Dies bestätigte sich bei den Testpersonen überraschend deutlich und statistisch hochsignifikant.

Doch das für mich bewegendste Feedback: Dr. med. Erich Rauch, der persönliche Schüler des legendären österreichischen Forschers und Arztes, Dr. med. Franz Xaver Mayr (1875–1965) widmete »Kau Dich gesund!« auf den Seiten 17 und 18 ein Geleitwort, das mich mit der größten Freude erfüllt. Dr. med. Erich Rauch hat als praktizierender F.X.Mayr-Arzt und als Schriftsteller von so bedeutenden medizinischen Bestsellern, wie »Die Darmreinigung« und »Blut- und Säftereinigung« die F.X.Mayr-Methode am Leben erhalten, ja sie in der ganzen Welt erst richtig bekannt gemacht.

Dr. Rauch ist nie müde geworden, mir immer und immer wieder Mut zu machen, meine Arbeit unbedingt fortzusetzen. Soviel Gutes und Positives könne das Schmauen noch bewirken. Zu wichtig sei mein Engagement, stoffwechselkranke, über- und untergewichtige und essgestörte Menschen damit zu erreichen. Er war angetan von der Idee, dass »Kau Dich gesund!« sich nur auf diesen einen wichtigen Punkt konzentriert: Wie man die richtige Kau-Technik erlernt, damit sie dauerhaft erhalten bleibt. Es gefiel ihm, dass das Kau-Jogging und Schmauen jeder Mensch zu Hause – ohne großen Aufwand – selbst durchführen kann.

Ein letzter Brief von Dr. Rauch – kurz vor seinem Tod – enthielt folgende Worte, mit denen er mir noch einmal die Verantwortung für meine Arbeit ins Bewusstsein rief:

*»Lieber Herr Schilling, Sie haben Recht, würden die Leute lernen **wollen**, ganz anders zu essen, würden etliche interne und kardiologische Krankenstationen nicht mehr benötigt werden. F.X.Mayr hat sogar umwälzende wirtschaftliche Konsequenzen neben den radikalen volksgesundheitlichen Auswirkungen prophezeit, würden alle Menschen dafür sorgen, dass sie sich durch ›Wartung der Verdauungsorgane‹ – wie dies ja durch das Schmauen erfolgt – ihre Gesundheit fundamental verbessern.«*

Lieber Dr. Rauch, welches Feuer der Begeisterung Sie durch Ihre Zuneigung in mir neu entfacht haben! Mir fallen die berühmten Paracelsus-Worte ein, die ich Ihnen so gerne zum dankbaren Gedächtnis widmen möchte:

»Im Herzen wächst der Arzt. Aus Gott geht er.
Des natürlichen Lichts ist er.
Doch der höchste Grad der Arznei ist die Liebe.«

Wenn jemals ein Arzt die Regeln des Paracelsus verwirklicht hat, dann Sie durch Ihr Lebenswerk, lieber, unvergessener Dr. Rauch!

Ihr bewundernswertes ärztliches Schaffen wird mir in unauslöschlicher Erinnerung bleiben. Und ich spüre die Kraft, mit dem Kau-Jogging und Schmauen in der Tat noch unendlich viel Gutes und Positives bewirken zu können. Es ist dringlicher denn je. Denn die Epidemie des Übergewichts nimmt immer verheerendere Ausmaße an. 55 Millionen Menschen sind in Deutschland schon übergewichtig und haben nur den einen (verständlichen!) Wunsch: Ungehemmt weiterschlemmen und trotzdem abnehmen.

Der Chef der Uniklinik Leipzig, Professor Wieland Kiess: *»Zahlreiche Erkrankungen, die normalerweise erst im höheren Lebensalter auftreten, wie Gallensteine, Alterszucker (Diabetes), hohes Cholesterin, Bluthochdruck, Arthrose bekommen heute schon Kinder, begünstigt durch starkes Übergewicht.«*

Mein Rezept lautet: Den Bissen ausschmecken und das krank und dick machende Hinunterschlingen der Mahlzeiten gehört der Vergangenheit an. Weil Schmauen einfach mehr Spaß macht als Schlingen. Die vielen wertvollen Leserbriefe und eindrucksvollen Ärzte-Feedbacks, die von überraschenden Genesungen berichten, sind der beste und überzeugendste Beweis für die Wirksamkeit dieser so einfachen und genussreichen Methode der Natur. Der Medizin-Experte und Hausarzt im ZDF, Dr. med. Günter Gerhardt, hat in vielen ZDF-Sendungen (wie »ZDF-Mittagsmagazin« und »ZDF-Fernsehgarten«) vor einem Millionen-Fernsehpublikum schon mehrfach das *physiologische Phänomen des Schmauens* behandelt. Aus dem berufenen Munde Dr. Günter Gerhardts stammt die kluge Erkenntnis: »*Es gibt ein neues deutsches Wort für Genuss und Gesundheit: Schmauen!*« Wer richtig schmaut, spart im Monat mindestens 150 Euro und kann sich satt essen wie nie zuvor. Nichts ist gewaltiger als Schmauen. Kein Verzicht. Nur Lust! Siehe S. 145/146 bei Thomas Gottschalk und Harald Schmidt. Let's kau together!

Endlich kommt Bewegung ins Land ...

Ich bin in den letzten Jahren immer wieder gefragt worden, ob es denn nicht ein Brot zum Buch gibt. Ich habe lange gesucht und endlich habe ich es gefunden: Das Bio-Roggen-Vollkornbrot von PEMA.

Dieses Brot ist wie geschaffen für das Kau-Jogging und Schmauen. Weil es beim genussreichen Auskosten und intensiven Ausschmecken den unvergleichlich guten Geschmack beibehält, ja den Kau-Jogger und Schmauer beim weiteren Ausschmeckprozess sogar noch mit einer enormen Geschmacksentwicklung und Geschmackssteigerung belohnt. Der Grund: PEMA-Brot ist wirklich noch aus 100% vollem Roggen gebacken, ohne Verwendung von Hilfs- und Zusatzstoffen. Es wird nur mit klassischem Sauerteig bereitet. Du spürst den Unterschied auf Deiner Zunge (wenn Du schmaust) bei jeder einzelnen Geschmacksnuance.

Diese sensationelle Brot-Entdeckung nahm ich zum Anlass, mich mit dem PEMA-Inhaber, Franz H. Leupoldt, in Verbindung zu setzen. Ich überzeugte mich persönlich von der einzigartigen Herstellung des PEMA-Brotes in Leupoldts Backstuben in Weißenstadt im Fichtelgebirge. Danach war ich vom PEMA-Brot noch mehr angetan: Ich schlug Herrn Leupoldt vor, aus seinem reinen, ökologischen 100%-igen vollen Roggen und seinem echten Natur-Sauerteig doch ein »**Jürgen Schilling Kau-Jogging-Brot**« zu kreieren.

Und so darf ich – anlässlich meiner 6. aktualisierten Auflage – zum Frühjahr 2005 das Brot zum Buch »Kau Dich gesund!« präsentieren: das »**Jürgen Schilling Kau-Jogging-Brot**«.

Neben dem luftgetrockneten, harten Brot, das ich Dir in diesem Buch immer wieder empfehle, als »Trainingsmaterial« selbst herzustellen, um die Speichel- und Immunkraft »wachzuküssen« und zu vervollkommnen, gibt es jetzt ein neues – zu meinem Buch passendes – physiologisch hochwertiges Bio-Roggen-Vollkornbrot.

Vergiss das »kläglich Brot« aus Chemie

Das »täglich Brot« von PEMA bringt Dich in den Genuss des allerhöchsten Geschmackserlebnisses. Kaue und schmaue, ja zelebriere das köstliche **»Jürgen Schilling Kau-Jogging-Brot«** von PEMA nach der in meinem Buch aufgezeigten Methode, ziehe aus jedem Stückchen Brot alle lust- und lebensspendenden Stoffe. Und Du wirst mir Recht geben: Ein kleiner Happen macht schon happy!

Kau-Jogging, die Leidenschaft, die den Menschen fehlt

Ich möchte Dich und alle fitnessbegeisterten Menschen einladen, mitzujoggen bei einer außergewöhnlichen, noch nie dagewesenen Sportart: Kau-Jogging.

Was ist Kau-Jogging? Kau-Jogging ist die genussreiche, lebendige Auseinandersetzung zwischen der eigenen Natur als Stoffwechselorganismus und der äußeren Natur als Lebensmittel.

Die Traumfigur bleibt Dir für immer erhalten

Entdecke den neuen Trendsport! Mach unbedingt mit bei der konzertierten Kau-Jogging-Fitness-Aktion. Und Du nimmst gleichzeitig teil an einer großen internationalen Studie, die Dir bestätigen wird: Durch Kau-Jogging kannst Du schlemmen bis zur süßen Neige, ohne auf die Personenwaage schielen zu müssen (alle Informationen zur Aktion und zur Studie finden sich unter www.juergenschilling.de).

Wichtige Signalsysteme/ Reflexmechanismen Deines Körpers sind jetzt neu aktiviert, neu ausgebildet; Deine Mund- und Verdauungswerkzeuge sind jetzt neu geschärft

Mit Kau-Jogging entschlüsselst Du definitiv das Schlankgeheimnis. Denn Kau-Jogging schenkt Dir die beste Ausgangsposition für die höchste Stufe ernährungsbewusster Vollkommenheit: das allumfassende »Schmauen«. Es ist die Erfahrung des Absoluten, das Einssein mit dem Bissen.

Keine Angst! Schmauen kostet nicht mehr Zeit, im Gegenteil: Wenn Du in der Technik des Schmauens mal konditioniert bist, schlägst Du sogar einen (Geschwindigkeits-)Rekord nach dem andern und lässt jeden Schlinger schlecht ausschauen. Warum?

Deine Nahrung wird schneller aufgeschlüsselt und besser verwertet. Und ganz wichtig: Dein Speichelfluss, der mit Deinem Appetit innig zusammenhängt (und Dein Bedürfnis nach Essen entscheidend beeinflusst), wird durchs Schmauen neu koordiniert und dadurch wieder von den tatsächlichen physiologischen Bedürfnissen des Körpers gelenkt.

Ergo: Deine körpereigene Appetitssteuerung funktioniert wieder. Du isst jetzt erst, wenn Du wirklich hungrig bist. Und beim ersten zarten Sättigungsgefühl hörst Du auf zu essen. Du bist schneller satt, bleibst vor allem auch länger satt. Die geringste Nahrungsmenge bewirkt schon den größten Sättigungseffekt und hält Körper und Geist im Zustand höchster Leistungsfähigkeit. Aber auch ausgedehntes Schlemmen schadet nicht mehr der Figur und Gesundheit – durch die optimale Assimilation. Jetzt kannst Du essen und trinken, was Du möchtest, solange, so viel und so oft. Du wirst immer schlanker und gesünder. Und Du bleibst es auch! Du lernst die Nahrung auf der Zunge neu schmecken, neu lieben. Du kannst durch den gereinigten Gaumen wertvolle Nahrung von unphysiologischer, gesundheitsgefährdender Nahrung mühelos unterscheiden.

Schmauen ist die neue Geschwindigkeit: Entschleunigung, die schneller zum Ziel führt, schneller den Erfolg bringt.

Möchtest Du gerne diese heilende und wunderwirkende Kraft des Schmauens »verinnerlichen«, dieses wichtigste Naturgeheimnis menschlicher Ernährung in Deinem Essverhalten neural vernetzen und mit den intensivsten Geschmackempfindungen in Einklang bringen? Dauerhaft! Dann starte sofort mit dem neuen faszinierenden Trendsport Kau-Jogging! Und alles geschieht wie von selbst. Kau-Jogging ist die gewaltigste, die schönste Sportart der Welt. Es ist Tischlein-Deck-Dich zum Nulltarif. Es ist glücklich sein, ohne was zu tun. Außer das Leben zu genießen!

Kau-Jogging ist Bewegung im Sitzen ohne zu schwitzen

Lies dieses Buch am besten gleich in einem Zug durch. Und dann immer wieder aufs Neue. Starte mit dem Kau-Jogging möglichst noch heute.

Separat zu Deinen üblichen Mahlzeiten. Alleine. Und ohne Ablenkung!

»All unser Übel kommt daher, dass wir nicht allein sein können«, sagt Schopenhauer. Recht hat er. Und Pablo Picasso wusste: *»Nichts kann ohne Einsamkeit vollendet werden.«*

5–10 Minuten Kau-Jogging am Tag reichen schon aus, um Dein Essverhalten und damit auch Dein Leben zu revolutionieren.

Vergiss nicht: Wer den Bissen bewegt, bewegt auch die Welt!

Die wichtigste Verabredung in Deinem Leben hast Du mit Deinem Bissen im Mund. JETZT!   *Der (K)Autor Jürgen Schilling*
München, im Januar 2005

Vorwort

*»Nichts gibt so sehr das Gefühl der Unendlichkeit
als wie die Dummheit.«*

(Ödön von Horváth)

München, 1974, Theater an der Briennerstraße. Andächtig sitze ich
im Publikum und bewundere Carl Heinz Schroth, den begnadeten,
bis heute unvergessenen Schauspieler, der soeben auf der Bühne in
dem Curt-Goetz-Stück »Dr. med. Hiob Prätorius« brilliert.

In diesem Moment spricht Carl Heinz Schroth in seiner Rolle als
»Dr. med. Hiob Prätorius« die eindrucksvollen Sätze, die mein Leben
noch verändern sollten:

*»Nach dem Gesetz, daß das Mittel gegen eine Krankheit immer dann
gefunden wird, wenn sie ihren Höhepunkt erreicht hat, wenn sie schier un-
erträglich geworden ist, nach diesem Gesetz muß heute oder morgen die
Mikrobe menschlicher Dummheit gefunden werden. Und wenn es gelingt,
ein Serum gegen diese entsetzlichste aller ansteckenden Krankheiten herzustellen, dann wird es im Nu keine Kriege und keine Zölle mehr geben,
und an die Stelle der internationalen Diplomatie wird der gesunde Men-
schenverstand treten.«*

Carl Heinz Schroth begeisterte mich durch seine herausragende
schauspielerische Leistung.

Doch noch etwas zog mich in diesem Augenblick magisch an:
»Die Mikrobe menschlicher Dummheit«.

Niemals habe ich sie wieder vergessen, diese »Mikrobe«.

25 Jahre später. Das vorliegende Buch ist geschrieben. Immer wieder
habe ich mich gefragt: Warum sind heutzutage so viele Menschen
krank und eßgestört? Übergewichtig und untergewichtig? Was ist die
Ursache dieser rätselhaften Krankheit? Und ich kam zu dem Schluß:
Es ist die Dummheit.

Ich möchte helfen, die »Mikrobe der menschlichen Dummheit«
endlich zu besiegen.

Der berühmte österreichische Darmspezialist F. X. Mayr kam am
Ende eines erfüllten Lebens zu der weisen Erkenntnis: *»Die aller-
schlimmste Krankheit ist die Dummheit!«*

In der Tat müßten wir bedingt durch die Diät- und Gesundheitswellen ein Volk der Schlanken und Gesunden sein. Doch das Gegenteil ist der Fall:

91% der Deutschen sind mit ihrem Körper unzufrieden und möchten einen oder mehrere Aspekte verändern. Das Hauptproblem ist immer: Übergewicht! (Quelle: FIT FOR FUN)

Noch nie gab es so viele Kranke, Über- und Untergewichtige wie heute. Nicht zu vergessen die Herz-Kreislauf-Erkrankungen, hierzulande Todesursache Nummer eins. Schon jeder Zweite stirbt an einem Schlaganfall und Herzinfarkt. Die wichtigsten Risikofaktoren dafür sind Übergewicht, hohe Blutfette, Bluthochdruck und Zuckerkrankheit. Diese Faktoren (darüber sind sich ausnahmsweise alle Experten einig) werden maßgeblich dadurch beeinflußt, was, wieviel und vor allem wie wir essen.

Wichtigste Risikofaktoren

Ernährungsbedingte Krankheiten addieren sich längst zu einem gigantischen Kostenfaktor; sogar zu einem eigenen Industriezweig. Und das »Geschäft« boomt weiter. Chirurgen treten auf den Plan. Den armen Dicken werden die Därme verkürzt. Der Mageninhalt wird per Luftballon verkleinert. Die Kiefer werden mit Draht zusammengebunden. Magennerven durchtrennt, damit das Hungergefühl aufhört. (Die sogenannte »Vagotomie«, die mir auch angeboten wurde.) Der Wissenschaftsjournalist Udo Pollmer bringt es auf den Punkt: »*Oder man saugt das ungeliebte Fett an den Beinen, am Po und am Bauch einfach ab. Was so simpel klingt, ist eine große Operation mit hohen Risiken: angefangen von der Narkose über mögliche Dellen und andere Entstellungen (wenn's mal nicht so klappt) bis hin zur Infektionsgefahr durch die riesigen Wundflächen. Das alles nehmen Menschen auf sich, um schlank zu sein, um dem gesellschaftlichen Druck nachzugeben und dem als ideal angesehenen Körperbild zu entsprechen – auch wenn ihr Körper von der Natur offensichtlich nicht für eine schlanke Figur vorgesehen ist. Doch die Medien, als Ernährungsberater getarnte Verkäufer von Pulverdiäten und die Fitneßindustrie suggerieren, jeder könne schlank sein.*«

So finden sich Übergewicht, hohe Blutfettwerte, Bluthochdruck, Diabetes, Arteriosklerose und Herz-Kreislauf-Erkrankungen auf der einen, extremes Untergewicht und Mangelernährung auf der anderen Seite. Vor allem junge Frauen zwischen 15 und 35 sind Kandidatinnen für Eßstörungen, für Magersucht und Bulimie. Sie kasteien sich mit Hungerkuren, Abführ- und Entwässerungsmitteln und künstlich herbeigeführtem Erbrechen, nicht selten bis zum völligen Zusammenbruch. Wie weit dies führen kann, zeigen viele Todesfälle

Eßstörungen

von Frauen, die Diätpillen schluckten. Aber auch das schreckt die »Überlebenden« nicht ab. »Lieber tot als dick«, kriegt man zur Antwort von diätbesessenen Frauen. Oder: »Was nützt es mir, hübsch und gesund zu sein, wenn mein Mann nicht mehr mit mir schläft, weil ich zu dick bin?«

Sie hungern, schlingen und erbrechen sich lieber weiter ...

Schlankheitswahn

Trotz Diät-Skandal: Der Schlankheitswahn ist nicht zu stoppen. *»Über 300* Diäten gibt es. Je komplizierter eine Diät ist, desto besser kommt sie bei den Dicken an. Die meisten Diäten sind aber Beutelschneiderei«*, schreibt der Ernährungsexperte Prof. Pudel. Und ein guter Spruch von Udo Pollmer: »Diät – das ist wie Sex ohne Orgasmus.« Oder noch schärfer: »Diät – das ist die Anleitung zum Dickwerden, unter dem Vorwand, abzunehmen.«

Der diätgeplagte Körper spielt Jo-Jo, verliert kurzfristig an Gewicht und legt prompt wieder zu – mit Zinsen.

> Im Klartext: Kaum wird wieder normal gegessen, ist das für die Fettzellen des manipulierten Körpers ein Freudenfest. Dankbar nehmen sie jede Kalorie auf, um sie für die nächste Diätphase zu speichern. Ergo: Das Gewicht steigt rapide an.

Was nur wenigen klar ist: Dieser »Mißerfolg« ist haarscharf vorprogrammiert. Es ist der Betrug an den Übergewichtigen. Das Auf und Ab darf nie enden, denn es bringt den Anbietern immer wieder neues Geld, aber neuen Frust für die Kunden. Die Enttäuschten greifen mit gemartertem Selbstbewußtsein zum nächsten Strohhalm. Wahrscheinlich verspricht bald ein cleverer Diät-Produzent: *5 Kilo abnehmen ... in 5 Stunden!* Diese Schlagzeile wäre der absolute Verkaufsknüller! Ungeachtet dessen, ob man vielleicht dabei draufgeht.

Es ist und bleibt ein ewiger Kampf mit den Pfunden, eine endlose Achterbahnfahrt, die uns in Spannung hält. Wohl dem, der dieses lebensgefährliche Hobby nicht hat. Die Schlankheitshoffnungen von Millionen Menschen werden schamlos ausgebeutet. Doch das einzige, was bei einer Diät abnimmt, ist das Portemonnaie. Das große Geschäft mit der Schlankheit ist ein Riesengeschäft mit der Dummheit! Man verlädt sich selbst, wenn man diesen radikalen Unsinn mitmacht. Nicht nur, daß man dabei keineswegs abnimmt, diese Torturen gefährden auch noch die Gesundheit bedenklich. Eine Untersuchung der berühmten Harvard-Universität mit 12000 US-Amerikanern hat ergeben:

---

* Inzwischen gibt es schon über 800 Diäten auf dem Markt!

»Wer alt werden will, sollte ab 45 auf Crash-Diäten (ohne ärztliche Aufsicht) ganz verzichten.

Gleichgültig, ob man zu- oder abnimmt. Bei jeder extremen Crash-Diät, die dann auch noch ohne ärztliche Betreuung vorgenommen wird, erhöht das Rauf und Runter mit den Pfunden das Risiko einer tödlichen Krankheit um fast zwei Drittel. Die Gefahr an einem Herzinfarkt zu sterben, verdoppelt sich.« Dazu kommt noch eine alarmierende Botschaft aus den USA: **Risiko einer tödlichen Krankheit**

Die Psychologen Peter Herman und Janet Poliva haben nach intensiven Studien mit Diät-Konsumenten festgestellt, daß sich Schlankheitsbeflissene durch ständige Diätkuren in krankhafte Esser verwandeln. Denn ihre biologischen Steuerungsmechanismen für Hunger und Sättigung geraten von Mal zu Mal mehr aus dem Tritt. **Krankhafte Esser**

Die meisten Menschen in unserer satten Überflußgesellschaft sind eßgestört. Sie haben ständig Angst zuzunehmen. Und gerade die, die es nicht nötig haben, die Schlanken, leiden am meisten unter dieser Angst.

An dieser Stelle möchte ich mit meinem Buch einhaken.

Die Steuerungsmechanismen – auch wenn sie aus allen Fugen geraten sind – können wieder in Ordnung gebracht werden. Dafür verbürge ich mich, und dafür stehen neun Jahre schonungslose Recherche an meinem eigenen Körper. Wer dieses Buch gelesen hat, ißt und trinkt ohne Schuldgefühle und wird nie mehr Probleme mit Figur und Gesundheit haben. **Steuerungsmechanismen**

Hoimar von Dithfurt, einer der profundesten Kritiker unseres technokratischen Zeitalters, hat kurz vor seinem Tod geschrieben:

»*Von Ausweglosigkeit in den Krisen unserer Zeit kann keine Rede sein. Das Gegenteil ist der Fall. Die Notausgänge stehen so weit offen wie Scheunentore. Die Wege, die uns gleich aus aller Gefahr führen werden, sind ohne Schwierigkeiten zu erkennen. Die Maßnahmen für unsere Rettung liegen so offensichtlich auf der Hand, daß man sie einem Kind erklären kann. Trotzdem sind wir, wenn nicht alles täuscht, verloren. Die Erklärung für diesen paradoxen Umstand beruht auf einer absurd anmutenden Tatsache: Wir werden von all diesen Möglichkeiten zu unserer Rettung schlicht und einfach keinen Gebrauch machen.*«

Dazu ein Kommentar von Dr. Gerhard Brand (von ihm wird später noch die Rede sein):

»*Dieses Phänomen geradezu schwachsinnigen menschlichen Verhaltens gilt auch, was die Wahrnehmung unserer Gesundheit und die Vermeidbarkeit von Krankheiten anlangt. Alle Welt spricht davon, nur sehr wenige machen ernst damit. Gesundheitserziehung, Erneuerung des Präventiv-* **Erneuerung des Präventivgedankens**

gedankens, Disziplinierung der Lebensweise, Umkehr auf dem Irrweg
maßlosen Konsumverhaltens und Verzicht auf ein Wirtschaftswachstum
um jeden Preis zu Lasten unserer Umwelt würden die Krise unseres Ge-
sundheitswesens und damit die Krise in der Medizin nachhaltig entschär-
fen. Krankheit ist nicht einfach Schicksal, sondern wird vom Menschen
mitverursacht und gestaltet.«

(aus: »Erfolgreiche Naturheilmethoden«)

> Wenn Du nicht Krankheit, sondern Gesundheit verursachen und
> gestalten willst, wenn Du hungrig bist nach positiver Verände-
> rung, dann lies dieses Buch weiter, aber bitte nur dann! Ich möch-
> te, daß Du Dein Schicksal zwischen die Zähne nimmst und ein
> Meisterstück daraus machst.
> Dein Bissen im Mund ist auch Dein Leben.

Pack diesen Bissen an wie ein kostbares Geschenk: Zielsicher, intensiv, dynamisch und voller Leidenschaft! Jeder neue Bissen ist für Dich
eine neue Herausforderung. Du schluckst ihn nicht mehr mit Gier

Nicht mehr mit Gier

hinunter. Du stellst Dich dieser Herausforderung und dominierst sie.
Laß mich Dein Coach sein, ich möchte Dich ermuntern, von all den
Möglichkeiten zur Rettung sofort Gebrauch zu machen. Wenn das

(Kau-) Training

(Kau-)Training abgeschlossen ist, bist Du immun gegen Ernährungs-
päpste, Gesundheitsapostel, Scharlatane, Diäten, Schlankheitspillen,
Fast-Food, Light-Food, Gen-Food, Food-Design und alle Sensations-
meldungen in der Presse. Du hast das Dickmacher-Virus besiegt. Du
bist immun gegen Vitaminmangel im Portemonnaie und auch immun gegen die Mikrobe menschlicher Dummheit. Du hast das Gegengift gegen diese entsetzlichste aller ansteckenden Krankheiten
selbst entdeckt. Du hast den Impfstoff in Deinem Mund selbst hergestellt.

Speichelkraft

 Das Serum heißt Saliva (= Speichelkraft)!

Es ist schwierig, nicht glücklich zu sein, und trotzdem bringen es so
viele Menschen fertig. Wetten, daß Du die große Ausnahme bist.

> Wir wissen nicht, wie weit unsere Kräfte reichen, solange wir sie
> nicht ausprobiert haben. Packen wir's an!

Geleitwort

von Medizinalrat Dr. med. Erich Rauch

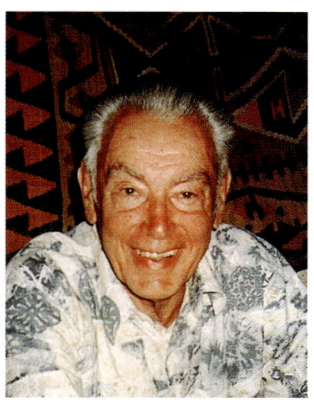

Das Buch »Kau Dich gesund!« von
Jürgen Schilling ist ein echter Treffer
für unsere heutige Wohlstandsgesellschaft. Je mehr Wohlstand und Über-
fluss, desto mehr Fehlernährung und
Fehlverdauung. Und desto mehr Zivili-
sationsleiden, Arzneiabhängigkeiten, Stoffwechselstörungen, Übergewicht, Diabetes, Bluthochdruck, Herzinfarkt, Thromboembolien
und anderes mehr.

Das »Gesundkauen« von Schilling mit seinem Kau-Training, Kau-
Jogging und seinem **»Schmauen«** bietet ein treffliches Rezept gegen
das übliche ungehemmte, ungebremste und undisziplinierte ZU-
SCHNELLE und ZU-VIELE Essen des heutigen Menschen. Diese
Form der Fehlernährung stellt den häufigsten Anfang und die
Hauptursache vieler Zivilisationsleiden dar. Hier kommt das Wort
»Gut gekaut ist halb verdaut« ebenso zur Wirkung wie der klassische
Lehrsatz des großartigen Paracelsus: »Eine jegliche Speise und ein
jegliches Getränk, wenn es über seine Dosis eingenommen wird, so
ist es Gift!«

Angeregt von Horace Fletcher aus Amerika, der sich als siecher
Mann allein durch seine vielen konzentrierten Kauakte völlig gesund
machte, sowie vom Forscherarzt Dr. med. F. X. Mayr, der in seiner
weltberühmten Fasten-Diätkur die Totalverflüssigung seines Kurbröt-
chens in der Mundhöhle verordnet, ist Jürgen Schilling dazu noch
eine Intensivierung gelungen mit seiner »Entschlüsselung« **jedes
Bissens**, dem erhöhten »Lustgewinn« und seinem »Fest für die Sinne«: dem **»Schmauen«**.

An Stelle jedes weiteren Kommentars über den Wert der Schmau-
Methode bezeugen die vielen hunderte Dankschreiben, die der Autor
dafür erhalten hat, die praktisch damit erzielten Ergebnisse. So heißt
es unter anderem:

*»Das ist die Heilung zum Nulltarif!«, »Das war mein Weg zur Traum-
figur«, »40 Pfund Gewicht verloren und Wunschgewicht beibehalten«,
»Kleidergröße von Nr. 42 auf 36 gewechselt«, »Übergewicht weggekaut«,
»Kein Jo-Jo-Effekt«, »Gier auf Süßigkeiten verloren«, »Lust auf Vielessen
vergangen«, »Trotz Diabetes: Meine Zuckerwerte sind wieder in Ord-*

nung!«, »LDL-Cholesterinwerte gesunken«, »Dank Schmauen: Reflux ver-
schwunden«, »Freßsucht – 12mal täglich Schokolade – geheilt«, »Kaujog-
gen besser als Psychotherapie«, »Stuhlprobleme beseitigt«, »Nüchtern-
schmerz verloren«, »Nach 33 Jahren wurde ich von heut' auf morgen vom
Kettenraucher zum begeisterten Nichtraucher!«, »Vom Vielfraß zum
Gourmet durch den neuen Geschmackssinn«, »Bauch viel kleiner«, »Das
ideal geschmaute Essen schmeckt besser und sättigt früher und länger
anhaltend«, »Ich hatte acht Jahre lang die schlimmsten Verdauungs-
störungen (mein Magen war mir wegen Krebszellen total entfernt wor-
den), jetzt kann ich selbst ohne Magen (!) wieder optimal verdauen durch
schmauen!«, »Noch nie habe ich mich so wohl, fit und gut aussehend
gefühlt wie jetzt.«

Diese und weitere aus Dankbarkeit über die staunenswerten Ver-
besserungen durch konsequente Einhaltung der Empfehlungen dieses Buches verfassten Berichte bezeugen deutlicher als theoretische
Erläuterungen die vielfältigen überaus positiven Auswirkungen der
dargestellten Methode des **Schmauens.** Zu dem hohen gesundheit-
lichen Wert möchte ich allerdings noch ergänzen, dass auch die allerbeste Methode nur wenig oder gar nichts nützt, wenn man sie nicht
konsequent, gründlich und gewissenhaft praktiziert. Ist dies jedoch
der Fall, wird sie auch den Lesern dieses Buches ebenso viel Freude
machen und Erfolg bringen, wie allen jenen, die sich über ihre
großartigen Ergebnisse des »Schmeckenden Kauens« **(Schmauen!)**
so begeistert bedankt haben.

Der große Vorteil der Schilling'schen Methode ist, dass man sie da-
heim – ohne großen Aufwand – selbst durchführen kann.

Ich wünsche Jürgen Schilling und allen seinen zahlreichen Leserinnen und Lesern weiterhin ein besonders gutes Gelingen!

Übrigens: Ich habe soeben einen Ärzteausbildungskurs in *Dia-*
gnostik & Therapie nach F.X. Mayr für 35 Ärzte gehalten und habe
dort mehrmals das Buch »Kau Dich gesund!« empfohlen. Daraufhin
war bald kein Exemplar mehr in Klagenfurt zu erhalten. Außerdem
habe ich das Buch bereits an viele Patienten empfohlen. Ich werde
auch in Zukunft Ärzten und Patienten das Buch »Kau Dich gesund!«
empfehlen und – wenn es sein muss – sogar »verordnen«.

*Medizinalrat Dr. med. Erich Rauch**
Ehrenvorsitzender der Internationalen
Gesellschaft der F.X. Mayr-Ärzte
A-9082 Maria Wörth-Wörthersee, Österreich
Im Dezember 2002

---

* Dr. med. Erich Rauch starb am 22.5.2003 im 81. Jahr seines wirkungsreichen, schöpferischen Lebens.

Dummheit macht dick!

Dieses Buch verrät das *Wie* der richtigen Ernährung, vor allem: Wie dieses *Wie* sofort anwendbar ist. Keine Umschweife, keine Theorien, keine Kochrezepte, insbesondere aber kein erhobener Zeigefinger. Es geht gleich mit dem Essen los und sprengt den Rahmen aller bisherigen Ernährungsratschläge.

Sag zu Deinen Diätfirmen und Crashkuren Adieu, denn Du kreierst jetzt selbst Deine Traum-Figur, und zwar nicht wie ein überzogenes Schlankheitsideal es vorschreibt, sondern wie Dein ureigener Körper es möchte.

Das einzige, was noch zunimmt, ist das Geld in Deinem Portemonnaie. Und das alles mit Sattessen, Satttrinken, Sattfühlen ...

Sag Diätfirmen und Crashkuren Adieu

Einzige Bedingung: Sei hungrig nach Veränderungen, nach Leben, nach Lust! Die Message lautet: Wer sündigt, wird schlank!

Bereite folgendes vor:
Kaufe Dir sofort ein gutes Brot, ohne Chemie. Das soll's ja noch geben. Ganz aktuell habe ich das vorzügliche Bio-Roggen-Vollkornbrot von PEMA entdeckt.

Du darfst auch jedes andere Brot für das Kau-Jogging verwenden. Nur: Kaufe kein »kläglich Brot«. Kaufe kein Designer-Produkt aus Fertigmischung, kaufe kein Imitat. Gehe zu einem Bäcker, der einfach noch schlicht Brot backt: »Unser täglich Brot«! Ich denke gerade an ein gutes Holzofenbrot. Ganz wichtig: Schneide frisches Brot sofort in dünne Scheiben auf und lege es auf großen Tellern in Deiner Küche aus. Mit der Brotschneidemaschine gelingen die Scheiben superdünn

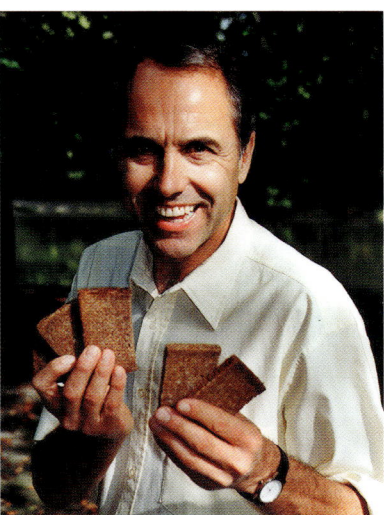

Abb. 1:
Der Autor mit »Jürgen Schilling Kau-Jogging-Brot«, einer wundervollen Variante zum ebenso wohlschmeckenden harten, luftgetrockneten Brot, das Deine Speichelkraft trainieren wird.

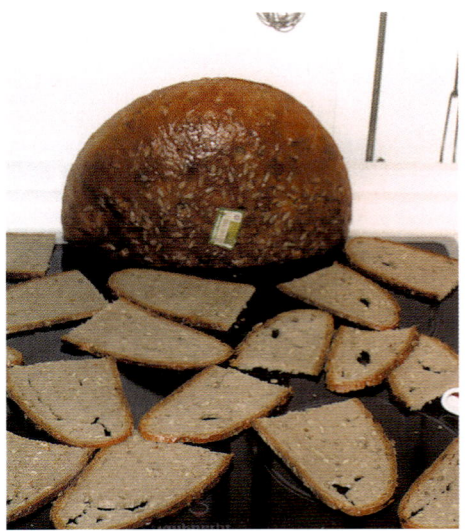

Abb. 2:
Das Trainings-
material: Dünn
aufgeschnitte-
nes, luftgetrock-
netes Brot. Idea-
ler Speichel-
Motivator fürs
Kau-Jogging.

und trocknen noch einmal so schnell aus. Oder trockne das Brot im Backofen, es hält wochenlang. Gerade im Sommer, wenn das Brot schneller schimmeln will, ziehst Du durch diese Methode alle Feuchtigkeit sofort heraus. (Brot schimmelt nicht, wenn es »atmen« kann!) Das **»Jürgen Schilling Kau-Jogging-Brot«** muß nicht luftgetrocknet werden. Es darf frisch verzehrt werden – mit der neuen Kau-Technik!

Brot ist in den nächsten Tagen Dein Trainingspartner. »Dummheit macht dick« lautet das Motto. Sei beruhigt: Du spielst nicht mehr lange den Clown für die moderne Nahrungsmittelindustrie. Du bist nicht mehr lange ahnungsloses Opfer für ein Milliardengeschäft mit der Angst. Unabhängigkeit heißt Deine neue Kraft.

Keine Macht mehr den Diäten!
Keine Macht mehr dem Fast-Food!
Keine Macht mehr dem Light-Food!
Keine Macht mehr der schlimmsten aller ansteckendsten Krankheiten:
Keine Macht mehr der Dummheit!

1. Tag: Das Kau-Know-how

Speichel ist
Dein aller-
wichtigstes
Verdauungs-
ferment

Dein aufgeschnittenes (luftgetrocknetes) Brot ist knackig hart. Du brauchst keine Angst zu haben, daß die Zähne abbrechen. Gleich lernst Du die Sprengkraft Deines Speichels kennen, Dynamit ist nichts dagegen. Dein Speichel besitzt die größte Aufschließungskraft und ist Dein allerwichtigstes Verdauungsferment. Die härtesten Brocken sind in Sekundenschnelle aufgelöst (und ideal vorverdaut!), wenn Du nicht zu früh schluckst, wenn Du Deinen Speichel gewähren läßt.

Du bräuchtest noch nicht einmal Zähne zum Essen. Eine 85jährigen Dame hat mir (und sich selbst) bewiesen, daß sie allein durch die Kraft des Speichels die härtesten Brocken kleinkriegte. Sie fühlte sich sofort besser und nahm erfolgreich ab.

Betrachte das Training mit dem Bissen im Mund als ein Spiel, als Kau-Jogging, als faszinierenden Leistungssport. Du verlierst keinen Schweißtropfen dabei. Und erlangst immer größere Virtuosität. Allein durchs Essen.

Kau-Jogging

Achtung! **Übe das Kau-Jogging ganz allein! Ohne Ablenkung!** Stell alles um Dich herum ab, kein Radio, kein TV, keine Gespräche sollen Dich ablenken, Deine Gedanken sind schon lebhaft genug. Sitze entspannt. Du kannst natürlich auch stehen dabei. Entscheidend ist nur, was in Deinem Mund geschieht. Stell einen Teller vor Dich mit ein paar mundgerechten Bissen, je härter, fester und trockener, desto besser. Freue Dich darauf, Deine Überwältigungskräfte zu trainieren: Das Power-Spiel beginnt!

Nimm den ersten Bissen in den Mund, er sollte nicht zu groß sein. Ein kleiner Brocken reicht. Noch nicht drauf beißen! Mach jetzt gar nichts! Fühle nur! Speichel fließt. Bewege den Bissen mit der Zunge hin und her. Schließ ruhig die Augen dabei. Sei mit all Deinen Gedanken und Gefühlen ungeteilt im Mund. Beiß den Bissen noch nicht durch, beiß ihn höchstens sanft an! Dadurch fließt der Speichel noch stärker. Spiele mit ihm! Denk an ein kleines Kind, wie es eine Brotkante im Mund hat. Wie es den Bissen im Munde hin- und herschiebt und ihn mit den zahnlosen Kiefern bearbeitet.

Erst wenn der harte Bissen vollkommen aufgelöst ist, schluckt ein Kind den Bissen. Das ist die richtige Technik.

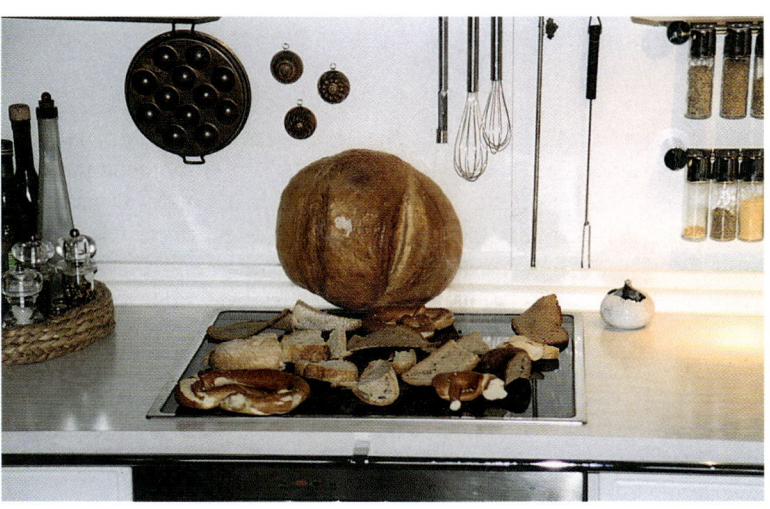

Abb. 3:
Wenn die Brotscheiben mal zu dick geraten oder steinhart geworden sind, einfach auf die Herdplatte bei niederer Temperatur legen, immer wieder wenden. Das Brot wird so herrlich knusprig, man kann es sogar wieder in kleine Stücke brechen. Und es schmeckt besser als jedes frische, warme Brot.

Oder denke an ein Bonbon, das Du nicht zerbeißt und schnell hinunterschluckst, sondern das Du lutschst, bis es aufgelöst ist. Das wäre eine gute Vorstellungshilfe für den Anfang.

> Dein Bissen wird durch die neuerweckte Speichelkraft immer schneller aufgelöst und schmeckt immer würziger.

Jetzt darfst Du ihn auch mit den Zähnen bearbeiten, durchbeißen, richtig auseinandernehmen ...

> Nimm Dir fest vor, diesen Bissen völlig zu verflüssigen, bis er wie ein Stückchen Zucker im Speichel verschwunden ist. Setz Dir zum Ziel, daß Du dafür mindestens 40–50 Kaubewegungen »genießen« möchtest. Und erhöhe Dein Kau-Ziel mit jedem neuen Bissen!

Diese Zielformulierung ist das Allerwichtigste. Dieses Ziel erreichst Du zumindest im Anfänger-Stadium aber nur mit einem Trick:

Kaubewegungen mitzählen

! Zähle (mit Begeisterung!) Deine Kaubewegungen mit!

So bringst Du Dein Gehirn automatisch auf den Geschmack für den ganz neuen Schluckrhythmus. Durchs Mitzählen lenkt Dich keine Macht der Welt mehr vom Erreichen Deines Kau-Zieles ab.

Die Show geht los: Du bist bei Kauzahl zehn, hast den harten Brocken schon ziemlich weich gekriegt. Doch Achtung: Rutschgefahr! Schon möchte Dir Dein Bissen über den Gaumen rutschen. Doch Du willst ja mindestens 40 Kaubewegungen schaffen. Dein Gehirn hat diese Zahl bereits registriert. Durchs Mitzählen bist Du automatisch ganz konzentriert auf das, was sich im Mund tut. Und

Zu frühes Schlucken vermeiden

prompt geschieht das Wunder: Deine Zunge läßt ein zu frühes Schlucken nicht mehr zu. Die Zunge macht einen kleinen Bogen und bringt den unreifen Bissen wieder nach vorn in den Mittelpunkt des Lebens, in Dein Genußzentrum. In der Fußballer-Sprache würde man sagen: Das Spiel geht in die Verlängerung. Und schon hast Du

Zungenreflexbewegung

den »richtigen Schluck« drauf! Ganz von selbst hat Deine Zungenreflexbewegung zum erstenmal richtig funktioniert. Unbewußt, automatisch, spielerisch leicht ...

Du bist ein Glückspilz, denn jetzt hast Du das wichtigste Naturgeheimnis menschlicher Ernährung neu entdeckt. Ab sofort bleibst Du:

! ● Schlank und gesund durch den neuen Zungenreflex

Erlöst und gerettet durch eine Riesen-Power im Mund! Durch einen Reflex, in dessen Besitz heute kein Mensch mehr ist. Daher schluckt jeder zu hastig. Und selbst wenn er nicht hastig schlucken möchte, er schafft es nicht. Ich erinnere mich an eine junge Dame, die mir im Urlaub(!) sagte:

»Ich würde ja gern gründlicher und bewußter kauen, doch ich schaff' es nicht. Ich denke immer erst daran, nachdem der Bissen schon geschluckt ist.«

Dieses Beispiel ist ganz typisch für die unbändige Macht der Gewohnheit, den gewohnten Schluck-Impuls. Daher sind Ermahnungen wie »Kau langsamer!« oder »Kau jeden Bissen 30 Mal!« Unsinn. Es funktioniert nicht. Beweis dafür sind die gefährlichen Stoffwechselstörungen, das unsägliche Übergewicht, die eßbedingten Krankheiten. Und das damit verbundene Geschäft.

> Richtiges Kauen funktioniert nur über das methodische Erlernen einer Zungenreflex-Bewegung. Die jeder beherrscht, aber eben nicht perfekt genug. Das ist das ganze Geheimnis.

Richtiges Kauen

Du hast es geschafft, wenn Du jetzt eine Woche lang trainierst. Was gibt es Schöneres! Es geht um Essen und Trinken!

Genieße Deine Entdeckung, denn sie macht Dich immun gegen Krankheiten. Und Du darfst alles essen, was Dir schmeckt!

> Schlucke keinen Bissen mehr, bevor er nicht vollkommen verflüssigt ist. Wenn Du beim ersten Mal 30 oder 40 Kaubewegungen dafür benötigst, versuche beim nächsten Bissen Deinen eigenen Rekord zu schlagen.

Erreiche 50, 60 oder 70 Kaubewegungen pro Bissen. Betrachte es wie ein neues Hobby, wie ein unterhaltsames Spiel, das Du gern erlernen möchtest. Du wirst in Kürze nicht mehr mitzuzählen brauchen. Dein Magen bekommt nur noch verflüssigte, »ausgeschmeckte« und einwandfreie Nahrung geliefert. Du erreichst (wenn Du trainiert bist) unbewußt 150–200 Kauakte pro Bissen, hast Dich in der Zwischenzeit aber bestimmt schon 7–8 mal richtig satt geschluckt und benötigst für Dein Essen nicht mehr Zeit als die notorischen Schlinger. Deine Zunge vollbringt eine muskuläre Glanzleistung nach der anderen. Und vor allem: Dein Organismus bleibt in Top-Form.

Verflüssigte, »ausgeschmeckte« Nahrung

Du bist Spitzensportler, ohne viel zu tun, außer Deine Mahlzeit richtig zu genießen. Und Du sparst dabei noch eine Menge Geld.

Schon die geringste Nahrungsmenge macht Dich satt und hält Deinen Körper im Zustand höchster Leistungsfähigkeit.

Vorverdauung im Mund

Magen und Darm fühlen sich wie im Urlaub, denn die gute Vorbereitung und Vorverdauung im Mund nimmt beiden eine ungeheure Arbeit ab bei der Verwandlung und Verwertung der Nahrung.

Gehirn und Nervenzentren, welche Magen und Darm sonst mit Energie versorgen müßten, werden dadurch weniger beansprucht. Der Stoffwechsel funktioniert optimal. Das Blut bleibt rein. Gesundheit ist für immer Dein! Ganz nebenbei erhältst Du noch eine Schnell-Ausbildung zum Feinschmecker. Ein neuer Sinn ist in Dir erwacht, sein Name ist Geschmack. Grenzenloser Wohlgeschmack!

2. Tag: Die richtige Haltung

In einer Super-Stimmung bist Du heute aufgestanden: ausgeruht, neugierig, voller Tatendrang, einfach glücklich. Alles hat mehr Sinn bekommen in Deinem Leben. Denn Du hast das richtige Kauen drauf. Die Reife-Prüfung fürs Leben!

Schönheit, Gesundheit, Power kommt von innen. Dieser unermeßliche Reichtum gehört ab heute Dir. Denn Dein Körper ist und bleibt rein, weil Du Deinen Bissen genußvoll zu Ende kaust.

Wieder begleitet Dich Dein Trainingspartner und Speichel-Motivator luftgetrocknetes Brot. Du darfst auch mal Butter drauf tun. Und Käse. Eine Mohrrübe, ein Apfel oder eine Banane können Dir auch als Sparringspartner dienen. Oder ein delikates **»Jürgen Schilling Kau-Jogging-Brot«** ... Mmh!

Wichtig ist, daß Du den Bissen unter Kontrolle behältst, ihn steuerst und den ersten Anteil davon nicht eher losläßt (schluckst), bis er aufgelöst und ausgeschmeckt ist.

Geschmacksverwandlung, -entwicklung und -steigerung

Fürs ganz große Erfolgserlebnis eignet sich besonders gut, was ganz hart, knackig und trocken ist. Weil man hier die Geschmacksverwandlung, -entwicklung und -steigerung (Mundverdauung/chemische Reaktion) am allerbesten verfolgen und genießen kann.

Wichtig: Der Bissen darf erst dann richtig gut schmecken, nachdem der Speichel (unser bestes hauseigenes Gewürz!) sich mit den Geschmacksstoffen des Bissens vermischt hat.

> Merke: Alle Nahrung, die schon zu gut schmeckt, bevor sie richtig gekaut und mit dem Speichel zusammengebracht ist, taugt nicht viel, weil Zusatzstoffe (künstliche Geschmacksverstärker) Dich verladen wollen.

Du legst allen Food-Designern das Handwerk. Beachte: Salz, Zucker, und manche Saucen und Gewürze, welche die Speisen schmackhaft machen sollen, können Dich irreleiten! Meide sie vorerst. Denn sie sind meist nichts weiter als die Verdecker eines faden Geschmackes von Speisen, die wenig Nährwert haben. So geschieht es, daß sich der Geschmack von der Sauce oder Zutat sofort stark bemerkbar macht, wenn ein solcher Bissen in den Mund kommt, worauf man die übrige geschmacklose und unverdauliche Masse hinunterschlingt, um einer zweiten Ladung möglichst schnell Platz zu machen. Warum sollte man auch weiterkauen? Es besteht ja keine Notwendigkeit mehr dafür.

Wirklich nahrhafte Nahrung benötigt keine Saucen. Sie mag im ersten Moment trocken und ohne Geschmack erscheinen, aber sobald sich die Mundsäfte ihrer bemächtigen, erwärmen und die darin enthaltenen lebensspendenden Stoffe extrahieren und auflösen, wirst Du schnell herausbekommen, daß Du es mit ganz neuartigen Delikatessen zu tun hast, die obendrein noch den Vorzug besitzen, preiswert zu sein.

Abb. 4: Falsch! Das Brot darf erst in die Hand genommen werden, wenn der Mund leer ist!

Daher knete und drücke Deinen Bissen, solange es geht und Spaß macht. Es macht Spaß, denn es schmeckt immer besser! Künstliche Verstärker sind out, Ersatzbefriedigung ist nicht nötig.

Ein ganz wichtiger (entscheidender!) Tip:

! Halte während des Kauens unbedingt Deine Hände frei. Kein Besteck, kein angebissenes Brot, nicht den nächsten Bissen schon in den Händen halten!

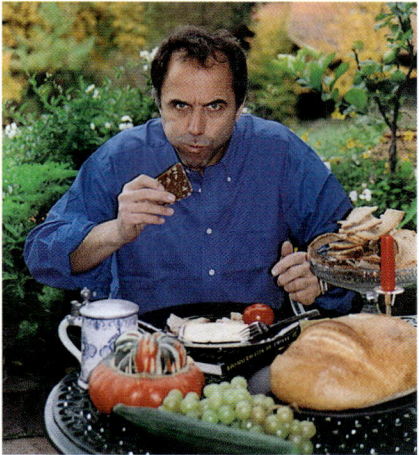

Das lenkt vom Bissen im Mund gewaltig ab. Und das hastige (forcierte!) Schlucken wird weiterhin gefördert. Ein erfolgreiches Erlernen der neuen Technik ist unnötig schwer gemacht. Lehne Dich vielmehr

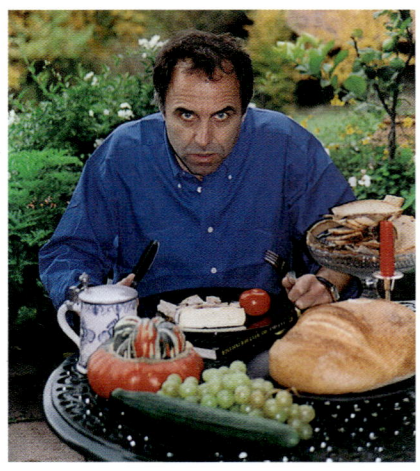

Abb. 5:
Falsch! Bei ge-
bückter Haltung
verkrampft sich
die Wirbelsäule,
und der Magen
hat weniger
Platz.

gemütlich zurück, entferne Dich total vom alten Eß- und Schling-Krampf.

Konzentriere Dich ausschließlich auf den aktuellen Bissen im Mund und zähle jede Kaubewegung mit Begeisterung mit. Immer mit dem Ziel: Ich schaffe für die Auflösung eines Bissens mit jedem neuen Bissen einen neuen Rekord an Kaubewegungen.

Beim letzten Bissen hast Du's vielleicht schon auf 95 Kaubewegungen gebracht, bis er mit all seinen genüßlich ausgeschmeckten Anteilen im Magen gelandet war. Laß Deine Hände während des Kauens ganz ruhig und gelassen auf dem Tisch liegen oder im Schoß ruhen, oder stütze Deine Unterarme (die Ellbogen) gemütlich auf der Tischplatte ab! Gib Dich ganz Deinem Bissen hin! Die einzige Muskelarbeit (Motorik) findet in Deinem Mund statt.

Alles andere interessiert nicht. Nur dann bist Du entspannt und mit Deinem ungeteilten Gefühl im Mund.

! Achtung: Auch die Augen essen (schlingen!) mit!
● Tip: Nur kleine Portionen (mundgerechte Häppchen) auf einen kleineren Teller legen. Vorsicht: Das Teller-Leereß-Syndrom lauert überall!

Lieber zehnmal nachholen, als einmal zuviel aufladen und unter Zwang aufessen, bloß weil's noch auf dem Teller liegt.

! Tip: Setz Dir das Ziel: Ich esse den (nicht ganz vollgeladenen) Tel-
● ler leer, nicht mehr. Das wirkt. Dein Gehirn versteht das und führt Deinen Wunsch akribisch aus. Unser Appetit wird ausschließlich vom Gehirn gesteuert. Wir werden das noch weidlich zu unseren Gunsten ausnutzen.

Dein Mund ist Dein erster Magen

Für heute hast Du Dich schon ein anständiges Stück weitergekaut in ein neues, unabhängiges Leben. Bleib dran am Bissen! Dein Mund ist Dein erster Magen, die Beletage Deines Körpers. Morgen geht's genußvoll weiter mit der zauberischen Kraft Deines Speichels.

Schon in Kürze wirst Du nicht mehr unbewußt falsch schlucken, sondern unbewußt richtig.

3. Tag: Hilfe, ich werde immer gesünder!

Wir essen auch, weil es uns Freude macht. Ist es dann nicht unsinnig, den Bissen runterzuschlingen, noch bevor er den Höhepunkt seines Geschmacks erreicht hat? Wer hastig schluckt, versäumt das Beste.

Der letzte Geschmack, den der Speisebrei von sich gibt, kurz bevor wir ihn in den Magen schlucken, vorausgesetzt, wir haben ihn richtig ausgeschmeckt, ist der beste, ähnlich wie eine Kerze vor ihrem Verlöschen noch mal aufflackert.

Wenn das letzte Aufflackern des Geschmacks das Allerbeste ist, wird die Natur dann nicht den Zweck damit verbunden haben, uns zum Ausschmecken des Bissens zu bewegen?

Und wenn erst der Speichel den richtigen Geschmack entstehen läßt (ohne Speichel gibt es keinen Geschmack!), ist es dann nicht unsinnig, zu denken, der Speichel sei nur da, um den Bissen gleitfähig zu machen? Viele Menschen forcieren dieses Fehlverhalten noch, indem sie den Bissen mit einem Getränk hinunterspülen, damit er noch schneller rutscht. Warum gibt man dann nicht gleich alles in den Mixer? Auf diese Weise wär's am allerschnellsten geschluckt.

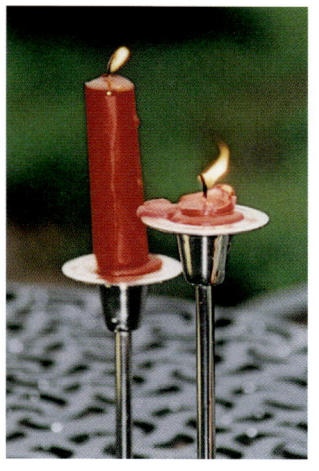

Abb. 6: Der letzte Geschmack, den der Speisebrei hergibt, kurz bevor wir ihn schlucken, vorausgesetzt, wir haben ihn richtig ausgeschmeckt, ist der beste. Ähnlich einer Kerze, die vor dem Verlöschen nochmals aufflackert!

> Ein schneller Rutsch
> ist kein guter Rutsch!

Dr. von Borosini schreibt zum Thema Speichel:

»Der Mundspeichel läßt nicht nur Geschmack entstehen, sondern ist in Wahrheit das wichtigste und für die Verdauung notwendigste Lösungsmittel, dessen Funktion darin besteht, die Nahrung zu spalten, alkalisch zu machen, zu neutralisieren, zu verseifen oder in anderer Weise die nächstfolgenden Verdauungsprozesse in den außerordentlich zarten Organen des Körpers so leicht als möglich zu gestalten, um auf diese Weise deren Überanstrengung und damit bedingte Entzündung und Schaffung von Einfallstoren für Krankheitserreger, welche ja zu Millionen mit jedem Atemzug in den Körper gelangen, hintanzuhalten.«

Wenn Mikroben in einen reinen gesunden Organismus gelangen, mögen sie das Leben vielleicht günstig beeinflussen. Kommen sie aber (durch mangelndes Kauen) in ein von schmutzigen Schlacken verstopftes und durch Überarbeitung geschwächtes System, so können diese sonst harmlosen Kreaturen die Ursache schlimmster Zerstörung werden.

Die Bazillen sind entweder unsere Freunde oder Feinde. Wir haben die Wahl!

Geben wir dem Speichel die Chance, seine großen Talente unter Beweis zu stellen! Kein Schmutz gelangt dann mehr in unseren Körper. Dies ist unter anderem auch eine große Beruhigung, wenn man an die Skandale verseuchter Lebensmittel denkt, die immer aufs neue enthüllt werden. Wichtigster (Schutz-)Faktor: Wir durchbrechen unser altes, falsches Schluck-Muster. Und binnen weniger Tage ist ein neuer Schluckreflex/Schluckrhythmus antrainiert.

Schluck-reflex/ Schluck-rhythmus

> Das Ziel muß heißen: Unser Bissen landet erst dann im Magen, nachdem er richtig zerkleinert, eingespeichelt und durchge-schmeckt ist. So ist es von der Natur vorgesehen, daher schmeckt der Bissen zuletzt auch am besten.

Dies hat bisher kaum jemand erfahren, weil sein Leckerbissen bis dahin ja schon längst verschluckt ist.

So kurios die Tips in diesem Buch auch klingen mögen, sie dienen dazu, die neue Eßweise ins Unterbewußtsein einzugravieren (zu konditionieren), so daß wir in Zukunft unbewußt richtig essen (richtig schlucken!).

Es sind meine persönlichsten Erfahrungen:

! Speisen nicht zu sehr zerkleinern, also auch kein Gemüse raspeln (es ist völlig verkehrt, daß es dann leichter zu verdauen ist)!

Iß nicht, wenn Du in Eile bist oder unter Zeitdruck stehst. Schon mal gar nicht im Anfängerstadium. Später, wenn all Deine Schutzreflexe

Abb. 7:
Die Körper-haltung bei Tisch ist extrem wichtig, hier das Negativbeispiel: der forcierte Schluckakt und verkrampftes Sitzen.

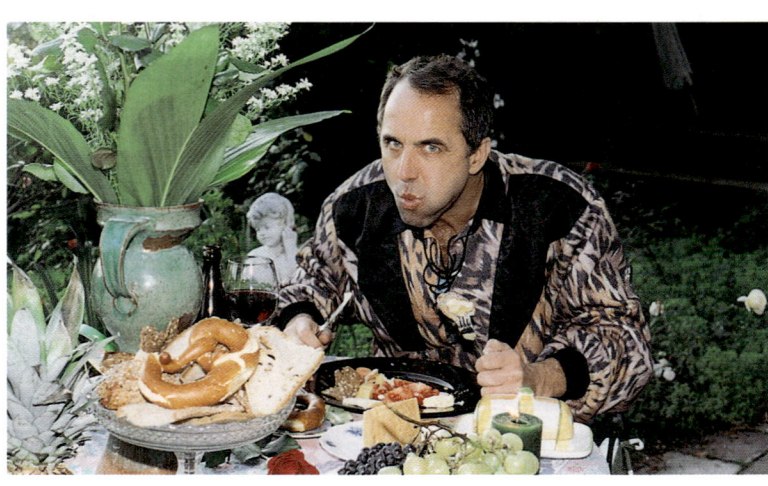

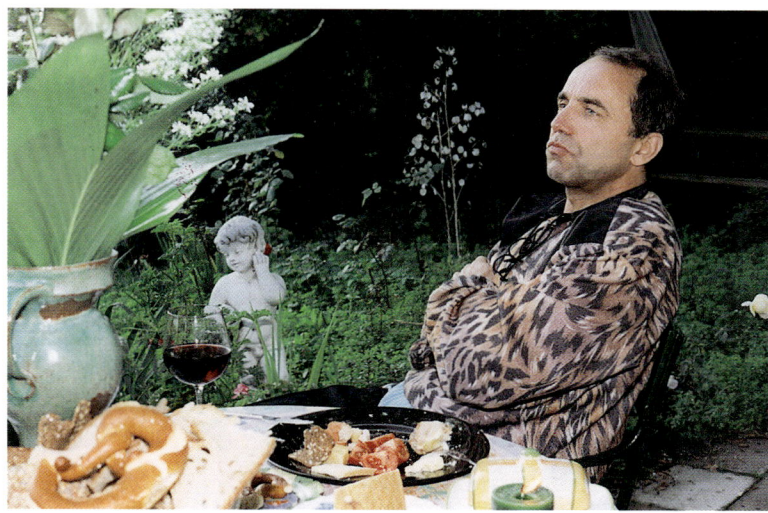

Abb. 8:
Richtig! Wenn
sich der Bissen
im Mund be-
findet, sollte
man sich sogar
vom Tisch leicht
abwenden.
Vor allem der
Übende zu An-
fang, weil er
sonst nach-
stopft, bevor
der Mund leer
ist. Später, als
versierter
Schmauer,
geht's auch
ohne Ab-
wenden!

wieder intakt sind und Dein Regulativ Appetit wieder die richtigen Signale aussendet, wirst Du bei Streß nicht mehr essen wollen, nicht mehr essen können, weil es Dir unter diesen Begleitumständen keinen Spaß mehr macht, zu essen. Du wirst dann auch nicht mehr während des Essens sprechen wollen. Nur das Kauen und Schmecken fasziniert Dich.

Wende Dich beim Kauen von Deinem Teller etwas ab, auch wenn es nur 45 Grad sind. Ein überladener Essenstisch (ein überreizter Sehsinn) verlockt zum Mehr-Essen, zum Reinstopfen, schneller Schlucken und Nachschieben. Der aktuelle Bissen im Mund soll Dir aber uneingeschränkt das Gefühl geben, daß er alles für Dich bedeutet.

Und der Bissen wird mehr, wenn Du ihm diese Beachtung und Würdigung schenkst. Richtig kauen ist (in der Tat!) eine wundersame Brotvermehrung.

Ich habe mit meinem Bissen im Mund schon das Zimmer gewechselt, um mit ihm ganz allein zu sein. Bei Sonnenschein bevorzuge ich mit meiner »Kostbarkeit« im Mund den Balkon aufzusuchen und dort meinen (Lecker-)Bissen bis zur letzten Neige auszuschmecken. Ich kann mir nichts Genußvolleres vorstellen. Nahrung und Sonnenschein beglücken mich synchron. Mein Körper schüttet gleich doppelt Glückshormone aus: strahlendes Licht, das positiven Einfluß auf meinen Gehirnstoffwechsel ausübt, und die Dynamik (Bewegung) des Kauens, was weitere Endorphine (Lustmacher) freisetzt.

So erreicht man ein »Runner's High« schon beim Kau-Jogging. Bequemer geht's nicht mehr. Die Folge davon (Laborärzte bestätigen mir diese Entdeckung): Der richtig gekaute und ausgeschmeckte Bissen nimmt – ähnlich wie das Sonnenlicht – positiven Einfluß auf unseren Gehirnstoffwechsel: Serotonin wird freigesetzt. Die Stimmung steigt. Wir bekommen übers kräftige Kauen eine neue positive Kraft geschenkt.

Serotonin

Serotonin: Die heißbegehrte Droge fürs Glücklichsein – spürbar übers Kauen von einfachem trockenen Brot.

> Die meisten Menschen beschaffen sich die Glücksdroge Serotonin über den exzessiven Konsum von Alkohol, Kaffee, Zigaretten oder Süßigkeiten. Doch es geht auch einfacher: Durch die Glücksdroge Kauen.

Die Erklärung:

Übers intensive Kauen (z.B. bei Brot) wird unter Einwirkung des Speichels (der immer intensiver werdende Geschmack ist der Beweis dafür) die Stärke des Kohlenhydrats schon im Mund in verwertbare Zuckerbausteine abgebaut. Der Zucker (in diesem Falle ein gesunder, natürlicher Zucker) gelangt jetzt nicht erst über den Darm-Magentrakt ins Blut, sondern schon über die Mundschleimhaut. Insulin wird ausgeschüttet.

Der Blutzuckerspiegel steigt jetzt in einem natürlichen Tempo an, und bleibt daher auch länger auf einem höheren Niveau. Der »Stimmungsmacher« Serotonin wird ausgeschüttet. Schlingt man den gleichen Bissen hinunter, ist die Serotonin-Wirkung gleich Null, dafür entsteht rasch ein Völlegefühl, das meist noch mit Unwohlsein (durch den nicht richtig verdauten Bissen) einhergeht. Viele Menschen benötigen dann den berühmten Verdauungsschnaps. Welch vergebliche Liebesmüh!

Kräftiges Kauen von einfacher Nahrung macht's möglich: Serotonin-Konzentration ohne Nebenwirkungen.

Warum sind so viele Menschen heutzutage unzufrieden? Wo ist das »Pack-an-Feeling« der 50er Jahre wiederzufinden? Ich behaupte: in unserem Mund beim Kauen. Die Sinn-Suchenden und Orientierungslosen brauchen nicht mehr länger auszusteigen, sondern nur einzusteigen. Der Sinn ergibt sich aus dem Kauen, aus dem Erfühlen des Bissens. Der Sinn ist nicht mehr etwas, das man herausfinden muß, sondern etwas, das man tatsächlich mit allen Sinnen empfinden kann.

Der Sinn ist der wohlschmeckende Bissen im Mund. Wer diesen unermeßlichen Reichtum entdeckt, braucht keinen anderen Ort mehr zu ersinnen, an dem sich das Leben verwirklicht. Johann Wolfgang von Goethe würde sagen: Warum in die Ferne schweifen, wo das Gute liegt so nah? Vergiß das Zählen Deiner Kaubewegungen nicht! Immer wieder werde ich Dich daran erinnern.

> Das Mitzählen ist zumindest am Anfang die wichtigste Voraussetzung, weil es Deine ungeteilte Konzentration auf den Bissen lenkt und fördert und Dich nicht mehr davon ablenkt. Du sprichst dann automatisch nicht mehr während des Essens! Ruckzuck hat sich das Mitzählen konditioniert, und automatisch fängst Du dann schon bei der ersten Mundbewegung an zu zählen, ohne ans Mitzählen überhaupt gedacht zu haben.

Super! Jetzt ist es geschafft, das neue Eßverhalten ist in Deinem Gehirn programmiert. Und von Tag zu Tag kommt Dein genialer Bio-Computer mehr auf den Geschmack und gibt den Schluck erst frei, wenn Du alle lebensspendenden Stoffe aus dem Bissen herausgezogen und herausgeschmeckt hast.

Das Mitzählen erübrigt sich dann schließlich von selbst. Es ist wie beim Tanzen oder beim Klavierspielen. Am Anfang muß die Übung von minutiösem Mitzählen begleitet werden. Doch aus der trockenen Technik entsteht im Handumdrehen künstlerischer Ausdruck: Schönheit, Harmonie, Vollkommenheit.

Orison Swett Marden drückt dies folgendermaßen aus:

»Der Beginn einer Gewohnheit ist wie ein unsichtbarer Faden. Aber jedesmal, wenn wir die Verhaltensweise wiederholen, stärken wir den Strang, fügen ihm ein weiteres Fädchen hinzu, bis er zu einem dicken Kabel wird, das uns – unser Denken und Handeln – unabänderlich fesselt.«

> Vergiß nicht: Heute stellst Du eine neue Rekordmarke auf. Hole aus Deinem Bissen das letzte Fünkchen Geschmack heraus. 200–300 Kau-, Drück- und Schmeckbewegungen kannst Du Deinem Stückchen Brot leicht abgewinnen, wirst Du ihm abgewinnen (wenn Du mal Profi bist!), denn nur so wird die Nahrung zu einem wertvollen Teil Deines Körpers. Also, kaue und zähle, als ging's um Dein Leben. Es geht um Dein Leben!

Eine wunderbare Psychotherapie: Wenn nichts mehr zählt im Leben, zählen wir doch einfach mal die Kaubewegungen, dann kommen wir ganz von selbst wieder in Stimmung. So wendet sich alles zum Guten.

Der Mensch ist nur unglücklich, weil er nicht weiß, daß er glücklich ist. Wer das be-greift und den Bissen er-greift, wird glücklich sein.

Kaue! Alles ist möglich, dem, der kaut.

4. Tag: Die Er-zählung einer Heilung:

Dr. med. Erich Rauch (Schüler des berühmten österreichischen Darmspezialisten F. X. Mayr) berichtet in seinem Buch »Die Darm-Reinigung«:

»Der amerikanische Kaufmann Horace Fletcher war bereits mit 40 Jahren nahezu völlig arbeitsunfähig und vergreist. Sein Antrag auf Lebensversicherung wurde abgelehnt. Sämtliche ärztliche Behandlungen bewirkten keine Besserung. Da begann er auf Rat eines besonders gesunden Freundes, alle Speisen so konzentriert zu kauen und einzuspeicheln, daß diese nur verflüssigt in den Magen gelangten. Dazu benötigte er pro Mahlzeit rund 2500 Kauakte.

Allmählich ließ sein Schlundring nur mehr bestens gekaute und eingespeichelte Nahrung passieren, und sein Magen fühlte sich mit geringeren Mengen gesättigt.

Nach kurzer Zeit schon waren alle Beschwerden verschwunden, und sein Wohlbefinden war auf ein bisher ungekanntes Ausmaß gestiegen. Mit 50, ja 60 Jahren stellte Fletcher Kraft- und Dauerleistungsrekorde auf, wobei er von etwa 1600 Kalorien am Tag lebte, im Gegensatz zu den von wissenschaftlichen Autoritäten für nötig erachteten 3400!«

Bitte keinen Schreck kriegen bei der Zahl 2500 Kauakte pro Mahlzeit! Mich hat's sofort kau-gierig gemacht. Mich zog die Zahl 2500 magisch an.

2500! Das sind 25 Bissen à 100 Kaubewegungen. Ein Kinderspiel, wenn Dich das richtige Zubeißen, Kauen und »Schmauen« mal ergriffen hat. Dann wirst Du noch ganz andere (Kau-)Rekorde aufstellen. Hier entscheidende Tips, wie Du Deine Kaulust noch steigern kannst:

> Beobachte Dich beim Kauen im Spiegel!
> Es ist die schönste Bewegung auf Erden, Essen und Genießen ohne Schuldgefühle. So ist Schlemmen keine Sünde mehr, ganz im Gegenteil: So macht Sünde schlank! Schau in den Spiegel, und Du erlebst dieses Feedback. Warum sollen sich nur Bodybuilder und Tänzer im Spiegel bewundern? Kauen ist das wirkungsvollste Bodybuilding. Und dazu noch Beautybuilding.

Bewundere die Dynamik Deiner Kaumuskeln im Spiegel, spüre Deine Zunge, Deinen Gaumen, Deinen Mund. Entdecke dieses wundervolle Lustzentrum! Es ist eigentlich kaum zu glauben, daß Du diesen edlen Körperteil mal so stiefmütterlich behandelt hast. Du wirst Dich immer mehr mit Deiner Genußhöhle identifizieren. Keine störenden Gespräche sollen Dich ablenken; welch ein Reichtum an Kommunikation durch ein »Dinner for one«.

Die vorzüglichste Unterhaltung beim Essen: Kauen!

Für den leidenschaftlichen Kauer gibt es keine Einsamkeit, kein Alleinsein!

> Kauen heißt mit dem All eins sein.
> Es ist eine Einsamkeit, die man nicht mehr missen möchte. Kreative, glückliche Einsamkeit.
> Wer richtig kaut, ist froh, wenn er seine Ruhe hat, denn nur so kann er sich optimal auf den Bissen konzentrieren.

Kauen heißt jetzt Kommunikation mit jemandem, den ich liebe.

Entdecke Deinen Mund, sei mit ganzem Bewußtsein im Mund. Liebe Deinen Mund! Liebe Dich! Essen ist jetzt Erotik pur, Erleuchtung auf der Zunge, ein Orgasmus des Gaumens. Ein Liebesakt im Mund!

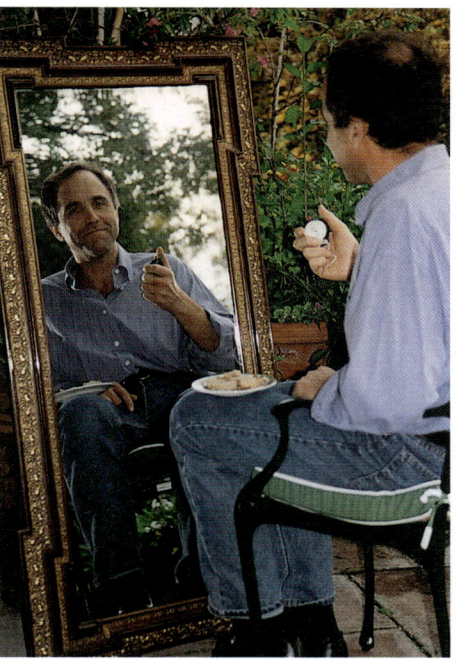

Abb. 9:
Das Kauen vor dem Spiegel, eventuell sogar mit Stoppuhr zur Ermittlung der längsten Ausschmeckzeit, ist eine wichtige Übung!

> Kauen ist ein autogenes Mund-Training, bringt Yin und Yang zusammen, erneuert Deine Sinne und macht Dich zum Baumeister Deines Lebens.

Glückserfüllung heißt die neue Errungenschaft ... im Mund. In der psychosomatischen Medizin, von der soviel geredet wird, sollen Körper und Seele zusammen behandelt werden. Beim Kauen wird's Wirklichkeit: Körper und Seele fließen auf genußvollste Weise zusammen und vereinigen sich durch die edlen Säfte der Saliva. Ungehindert fließt der Kreis innerer Harmonie ...

Körper und Seele

> Das Glück hat einen neuen Namen bekommen:
> Kauen!

»Es ist der sicherste und zugleich einfachste und billigste Weg, um in der kürzesten Zeit, Not und Elend aus der Welt zu schaffen, Friede und Wohlstand dem einzelnen, den Familien und den Völkern zu geben. Und Menschengeschlechter von noch nie geahnter Schönheit des Geistes, des Körpers und der Seele erstehen zu machen!« (F. X. Mayr)

Eßlust

Wie kann man diese Eßlust am besten beschreiben, damit sie möglichst sofort in genußvolle Tat umgesetzt wird? Dazu ein Originalzitat von Horace Fletcher:

>*Hole aus Deiner Speise den ganzen Wohlgeschmack heraus (...) auf irgendeine Art, wie Du am besten vermagst; Denn das Herausholen des Geschmacks aus der Speise ist die Gewißheit richtiger Verdauung (...)*

Schlürfe, schmecke, beiße und drücke mit der Zunge gegen das Oberteil des Mundes die Nahrung im Munde, nicht aufgrund meiner Eingebung, sondern in Erwiderung auf den natürlichen Instinkt sie hin- und herzubewegen und aus ihr all den Geschmack herauszuziehen, der darin enthalten ist.«

Wie herrlich animalisch das klingt. Seien wir animalisch! Lernen wir wieder spüren. Machen wir uns frei von den krankmachenden Konventionen bei Tisch. Verfolgen wir im Spiegel, welche Muskeln sich beim herzhaften lebendigen Kauen austoben. Bis zur Schläfe hinauf bewegen sich Deine ganzen Muskeln.

> Kau-Jogging ist bestes Gehirn-Jogging. Wichtige Teile des Gehirns werden durch die Eßmassage positiv beeinflußt.

Gehirn im Bauch

Und wie die Ergebnisse jüngster medizinischer Forschung bestätigen, wird noch ein zweites neuronales Netzwerk massiert: Das Gehirn im Bauch. Kein Witz! Rund 100 Millionen Zellen im menschlichen Gedärm, die denen des Gehirns verblüffend ähnlich sind und vergleichbare Substanzen produzieren, bilden ein zweites Nervenzentrum. Das »kleine Hirn« im Bauch funktioniert weitgehend autonom.

Gastroforscher Michael Schemann, der an der Tierärztlichen Hochschule Hannover den Lehrstuhl für vegetative Physiologie innehat, schreibt:

>*Man hängte zu Testzwecken entnommene Magen- und Darmabschnitte in Nährlösungen und sah, daß diese rumzappelten, als seien sie noch im Körper.*«

Die Beobachtungen von autonom pulsierenden Gedärmen deuteten auf ein eigenständiges Nervensystem, das Reize über sensorische Nerven empfängt und an sogenannte Interneuronen weiterleitet, die ihrerseits über Neuronen in verschiedenen Regionen des Verdauungsschlauchs die Aktivität von Muskeln, Schleimhäuten oder Immunzellen regulieren. Wir haben in Ergänzung zum Zentralen Nervensystem (ZNS) mit dem Hirn im Kopf als Hauptquartier, also auch ein enterisches Nervensystem (ENS) mit dem Hirn in der Leibeshöhle, wie Experten des jungen Fachgebietes *Neurogastroenterologie* herausgefunden haben.

ENS

Mit der engen Verwandtschaft der beiden Hirne beschäftigt sich derzeit ein Dutzend wissenschaftlicher Arbeitsgruppen in aller Welt. (Quelle: Der Spiegel, 10/96)

Das Gehirn im Gedärm produziert also vergleichbare Substanzen wie das Gehirn im Kopf, so etwa die Neurotransmitter genannten Substanzen Serotonin, Dopamin, Glutamat und Noradrenalin.

> Das Bauch-Netzwerk verfügt über eine »Blut-Hirn-Schranke«, die wichtige Nervenzellen gegen gefährliche Substanzen abschirmt.
> Mit Hilfe von Zellverbänden, die als Sensoren für Säuren, Zucker, Eiweiße und andere chemische Stoffe dienen, vermag das Nervensystem im Bauch die Zusammensetzung der Nahrung zu analysieren und die Aufbereitung einzuleiten.

Wieder eine wunderbare Anregung mehr, unseren Darm, unser Gehirn in der Leibeshöhle, rein zu halten, indem wir ihm nur noch einwandfreie, gut gekaute Nahrung zuführen.

Neuerdings können wir auch einen Menschen nicht mehr als Spinner bezeichnen, der sagt: »Ich treffe meine Entscheidungen aus dem Bauch.« Wir dürfen ihn beim Wort nehmen.

Ein großes Erfolgserlebnis aus Kollegenkreisen:

Ein sehr erfolgreicher Münchner Schauspieler, er eilt von einer TV-Hauptrolle zur nächsten, rief mich kürzlich an und erzählte, er sei ziemlich im Streß, müsse umfangreiche Texte lernen, und, und, und ...

Und dann meinte er noch: »Ich hab's nicht so leicht wie du, Jürgen, ich hab' ja keine zwei Gehirne.«

Das ließ mir keine Ruhe. Wir trafen uns sofort, und ich weihte ihn in die hohe Kunst des Ausschmeckens ein. Seitdem hat er keinen Streß mehr mit dem Auswendiglernen, denn er läßt jetzt Auswendiglernen von seinem – übers Ausschmecken neu aktivierten – zweiten Gehirn im Bauch.

Und ein weiterer Vorteil des richtigen Kauens:

Kau-Jogging ist beste Schönheits-Gymnastik, die effektivste Schönheits-Farm, Aerobic fürs Gesicht. Kurz: KAUROBIC! **Schönheits-Gymnastik**

Zum einen durch die Reinheit des Blutes und zum anderen durch die intensiven Kau- und Schmeckbewegungen wird die Gesichtshaut außerdem gestrafft, verschönert, verjüngt. Körper und Geist, der ganze Organismus strahlt Schönheit und Reinheit aus.

Dr. Franz Xaver Mayr, der legendäre Darmspezialist aus Österreich, schreibt in seinem Buch »Schönheit und Verdauung« (Die Verjüngung des Menschen ...):

»*Daß von diesem ›Schönheitsmittel‹ bis auf den heutigen Tag noch so gut wie kein Gebrauch gemacht wird, hat seinen Grund darin, daß die Trägheit des Dünndarmes noch vollkommen unbekannt geblieben ist und zwar deshalb, weil sie so häufig ist, daß sie die Regel ist, und wir Ärzte gewohnt sind, einer Behandlung nicht bedürftig zu erachten, was die Regel ist.«*

F.X. Mayr schuf außerdem einen wunderbaren Vergleich zwischen Mensch und Baum. Beide sind von der Natur perfekt erschaffen und beide mit Gesundheit und Schönheit gesegnet, wenn das »Terrain frei von Sumpf« bleibt:

»Das Gedeihen eines Baumes hängt bekanntlich ganz wesentlich von der Beschaffenheit des Bodens ab, auf dem er wächst.

Je günstiger die Zusammensetzung des Erdreiches ist, desto rascher ist das jährliche Wachstum, desto üppiger sein Blüten- und Blätterschmuck, desto entwickelter die Früchte und keimfähiger die Samen, und ebenso ist die Widerstandsfähigkeit gegen Wind und Wetter wie gegen die verschiedenen Schädlinge des Tier- und Pflanzenreiches eine größere. Ganz ähnlich sind die Verhältnisse in unserem Organismus. Der Inhalt des Darmrohres ist der Boden, das Erdreich, in dem wir wurzeln und dem wir mit unseren Wurzeln, den Zotten der Darmschleimhaut, das Bau- und Betriebsmaterial für unsere Organe entnehmen. Die Nahrung, die wir zu uns nehmen, entspricht dem Dünger der Pflanze, die gleich diesem erst durch die Verdauung aufgeschlossen werden muß. Wird diese gestört durch Stagnation, so treten im Darminhalt Veränderungen ein, die ganz ähnlich einer Bodenversumpfung sind, insofern sich ebenfalls Sumpfgase und ihm verwandte Gifte und dergleichen in reichlichem Maße entwickeln. Interessant ist es nun zu verfolgen, wie die Produkte der Versumpfung des Darminhaltes ähnliche krankhafte Erscheinungen an unserem Äußeren hervorrufen, wie wir sie an edlen Bäumen beobachten können, die im versumpften Erdreich ihr Leben fristen müssen.«

Ändern sich die Bodenverhältnisse des Baumes, bekommt der vorher noch üppige Baum ein immer mehr kränkelndes, sieches, verkommenes Aussehen, er erscheint vorzeitig gealtert, und er wird morsch und hinfällig.

> Der richtig gekaute Bissen schafft den schönen und gesunden Körper, weil die naturgemäße vollkommene Versorgung des Körpers gewährleistet ist.

Es arbeitet jetzt für uns und nicht gegen uns. Kein Schönheits-Chirurg braucht uns jetzt noch anzurühren, denn Kauen ist besser gegen Falten als alle Cremes der Welt.

Und auch beim Sex hat der richtige Kauer mehr Power, weil alle Muskeln und Gefäße in blitzsauberen Zustand sind (weil optimal durchblutet), daher immer in bestechender Form!

Genieße Lust durch intensives Kauen, mit geschlossenem Mund, meinetwegen aber auch mal mit geöffnetem. Alles sei erlaubt, nur: Bewege Dein Lustorgan! Viele Menschen bewegen Ober- und Unter-

Unser Aussehen ist das Feedback unserer Eß- und Lebensweise

kiefer nur für die überflüssigsten Bewegungen, für unnötiges Gerede, statt für die sinnvollsten: die Kaubewegungen.

Mit jeder Kaubewegung trainierst Du auch lebenswichtige Speicheldrüsen, ohne die kein Stoffwechsel funktioniert. Die Speicheldrüsen liefern wegen mangelnder Kaubewegungen meist schon nicht mehr den richtigen Speichel. Wenn wir richtig kauen, enthält unser Speichel, neben wichtigen Enzymen, die die aufgenommene Nahrung schon im Mund spalten, vor allem auch Immun-Eiweiße, Blutgruppen- und antioxidativ wirkende Substanzen, antibakterielle Verbindungen und wichtige Salze. Ja, ja, kauen lohnt sich! **Lebenswichtige Speicheldrüsen**

> Um Speichelkraft geht es in erster Linie: Ohne Speichel entsteht kein Geschmack. Ohne Geschmack keine Verdauung. Geschmack ist der Beweis richtiger Ernährung.

Allerdings nur der Geschmack, der sich übers dynamische, intensive Kauen am natürlichen, unverbildeten Lebensmittel einstellt.

Spiele mit Deiner Zunge, bewege sie! Sie wartet nur darauf. Sensibilisiere sie. Sie trennt die unverdaulichen Massen von der brauchbaren Nahrung. Sie ist das Zünglein an der Waage. Sie sammelt, verteilt, gibt wieder heraus, auf ihr befinden sich die wichtigsten Geschmacksknospen, die Dich den Geschmack erst wahrnehmen lassen. Diese sensiblen Knospen erspüren, erforschen Deinen Bissen bis ins Letzte aus. Die Zunge wird nun durch das tägliche Gefordertsein (bis dato war sie nicht richtig gefordert) immer flexibler. **Zunge**

Und das Entscheidendste: Sie vollzieht die Muskelreflexbewegung. Ohne diesen Reflex hast Du keine Chance gegen das hastige Schlucken. Schließe beim Essen immer wieder Deine Augen. **Übe allein! In aller Stille!** Du bist dann noch mehr »zugeschaltet«, noch mehr »auf Sendung«. **Muskelreflexbewegung**

Du kannst Deinen Bissen wundervoll auf der Zunge zergehen lassen, und Du kannst wundervoll hineinhorchen in Deinen Mund, wie es beim Zubeißen und Kauen kracht. Genieße dieses herrliche Geräusch; es klingt wie Musik, wie Glück. Es ist Glück!

> Durch die konzentrierte, lustvolle Versenkung verfeinerst Du in Deinem Mund ein spezifisches Innenorgan der Wahrnehmung.

Dein Sinn für Geschmack wird neu ausgebildet. Von Kaubewegung zu Kaubewegung vervollkommnet sich Deine Gesundheit. **Sinn für Geschmack**

»Ein Organismus, um sich gesund zu entwickeln, ist nicht nur auf lebendige Nahrung angewiesen, sondern vor allem auch auf die Ganzheit

der lebendigen Auseinandersetzung damit.« (Stoffwechselexperte und Krebsarzt Dr. Loeckle)

Motiviert genug? Okay, dann beiß rein ins Glück.

Nimm einen harten Bissen in den Mund und mach ihn klein, überwältige ihn, laß ihn nicht mehr los! Deine Eßlust wird nicht mehr durch gieriges Hinunterschlucken befriedigt. Du bist doch kein Anfänger mehr, sondern ein Feinschmecker, ein Ästhet mit Power:

> Gieriges Hinunterschlucken ist für Dich mega-out. Das Ergreifen und Auseinandernehmen des Bissens, bis er völlig aufgelöst ist, bedeutet für Dich jetzt die allergrößte Befriedigung.

Mund-verdauung

»An der Pforte des Stoffwechsellebens führt die Mundverdauung wache Eigentätigkeit des Menschen mit niederer Naturvitalität zusammen (...) Bei Krebs wie vorher bei Stoffwechselschwäche fehlt es stets an dieser harmonischen Durchdringung!« schreibt Dr. Loeckle. Und weiter:

»Die Mundverdauung ist der Zündkopf für unser Stoffwechselleben.«

5. Tag: Kauen macht krankheitsimmun

»Die meisten Infektionskrankheiten entstehen durch Bakterien, die in die Mundhöhle gelangen und dort einen günstigen Nährboden finden. So hat man jetzt auch mit Bestimmtheit festgestellt, daß der Anfang des Gelenkrheumatismus meist eine Mandelentzündung ist.«

Dies schreibt Dr. August von Borosini, der Übersetzer von Fletchers Kau-Studien, in »Die Eßsucht und ihre Bekämpfung« und kommt zu dem Resümee:

Gelenk-rheuma-tismus

»Ein Mensch, der fletchert (richtig kaut!), vor allem wenn er in seiner Jugend damit anfängt, wird wahrscheinlich ebenso wenig Gelenkrheumatismus bekommen als andere Krankheiten, welche dasselbe Einfallstor haben, denn da sein Mundspeichel sehr viel reichlicher abgesondert wird, findet ständig ein Abwaschprozeß statt, der ein Anhaften von Bakterien an den Rachenwandungen gar nicht gestattet. Außerdem gedeihen Bakterien überhaupt nicht auf gesundem Gewebe. Durch die perfekte Durcharbeitung der Speise im Munde und die darauf folgende vollkommene Verdauung und Assimilierung der Nahrung, ist es Bakterien, die mit der Nahrung in den Verdauungskanal gelangen, nicht möglich, weiter als bis zum Magen zu kommen, wo sie abgetötet werden.«

> Krankheit ist die Verschmutzung unseres Systems. Es ist unser eigener Schmutz, den wir durch eigene Nachlässigkeit in unseren Körper gebracht haben.

Schon Diogenes hat festgestellt:

>*Wie die Ratten die gefülltesten Speicher heimsuchen, so die Krankheiten und Komplikationen die überfütterten Menschen.*«

Und zum Thema Krebsbildung schreibt Dr. med. Erich Rauch in diesem Zusammenhang:

>*Ohne Zweifel sind beim Krebs spezifische Krebsgifte, sogenannte Karzinotoxine, am Werk. Es spricht alles dafür, daß diese nur dort angreifen können, wo schon vorher durch lang andauernde oder besonders hochgradige Vergiftung eine Anfälligkeit, eine Krebsbereitschaft erzeugt wurde. Auf dem Boden einer vorgeschädigten und strukturgestörten Zellpartie können einwirkende Krebsgifte viel eher das schrankenlose Zellwachstum und die Organzerstörung hervorrufen. Es dürfte im Grundsätzlichen immer das Gleiche sein: Bei Krebsleiden, bei Infektionskrankheiten, und – im großen gesehen – in der freien Natur:*

Krebsleiden

>*Aasgeier treten nur dort auf und vermehren sich nur dort, wo reichlich Aas anfällt; Ratten befallen nur Keller, die Abfälle bieten, und Kröten besiedeln nur Wiesen, die versumpft sind. Wo kein Aas, kein Abfall und kein Sumpf ist, dort gibt es auch keine Aasgeier, keine Ratten oder Kröten. Wo die Körpersäfte und Gewebe sich beständig rein halten, dort ist für feindliche Parasiten, Mikroben, Krebsgifte kein geeigneter Angriffsplatz.*

>*Wo kein ›versumpfter‹ Nähr- und Mutterboden besteht, dort ist die Möglichkeit, an Krebs zu erkranken, auf ein Minimum herabgesetzt, wenn ihre Entstehung dort überhaupt ausgeschlossen ist.*

>*Daher muß die Gefahr, an Krebs zu erkranken, um so geringer sein, je gesünder, entgiftungs- und abwehrfähiger Blut, Säfte und Gewebe sind. Von allen Schadensfaktoren aber, welche den Säfte- und Gewebezustand chronisch verschlechtern, kommt den Giften, die durch Übermaß an Essen und durch Speisenzersetzung (mangelndes Kauen!) im Darm entstehen, die größte Bedeutung zu.*« (aus: »Blut- und Säfte-Reinigung«, Dr. med. Rauch)

Trotz aller schlimmen Folgen, die schlechtes Kauen verursacht, bin ich sicher: Die Umsetzung dieses Buches hätte nicht die geringste Chance, wenn die Kaulust nicht mit einem riesigen Lustgewinn verbunden wäre.

Es macht deswegen mehr Lust, richtig zu kauen, weil die Natur anscheinend nicht will, daß wir dem Nahrungs-Schrott schutzlos ausgeliefert sind. Wie schon gesagt: Es ist unser eigener Schmutz, den wir durch Nachlässigkeit in unseren Körper gebracht haben.

Man könnte schlußfolgern: Alle Erkrankungen – auch alles Böse in dieser Welt – entstammen einzig und allein aus der Unkenntnis der Naturgesetze und dem daraus resultierenden Mißbrauch. Doch auf den Geschmack gekommen wie Du bist, ein Power-Kauer, zählen für Dich keine Ausreden mehr (höchstens Kaubewegungen)! Du bist kauinfiziert und weißt, daß in den hinteren Gaumenfalten ein Radargerät sitzt, ein Warner und Beschützer, der Dir genau sagt, wann und was Du schlucken sollst.

> Sobald der natürliche (Schluck-)Reflex wieder hergestellt ist, kann jeder Mensch essen und trinken, bis seine Eßlust befriedigt ist, ohne dabei dick zu werden. Aber nicht nur die leidigen Figurprobleme sind endlich abgehakt, der ganze Mensch blüht wieder auf und bleibt gesund.

Das Phänomen erklärt sich ganz einfach:

»Mikroorganismen kommen nur noch bis in den Magen. Dort werden sie durch die sauren Magensäfte zerstört, deren Sekretion erst durch die ausreichende Anwesenheit alkalischer Flüssigkeiten (Saliva = Speichel) zu ihrer vollen und normalen Höhe gebracht wird. Nachdem nicht länger unverdaute Massen in den Darm gelangen, werden die Mikroorganismen, die sich dort angesiedelt haben, ihrer Existenzmittel beraubt und dadurch nach und nach wohl ganz zum Absterben gebracht. Der Körper braucht nicht länger die Toxine zu absorbieren, welche jene produzierten. Auf diese Tatsache mag die Vermehrung der geistigen Spannkraft, die Besserung des allgemeinen Zustandes, das Nachlassen und Aufhören krankhafter Hunger- und Durstgefühle sowie derjenigen in der Sexualsphäre zurückzuführen sein.« (Dr. van Someren in »Die Eßsucht und ihre Bekämpfung«)

Übersetzt bedeutet das: Du springst morgens aus dem Bett und bist schon ganz verrückt aufs Kauen, denn Du kannst es kaum erwarten, Deine Gesundheit zwischen die eigenen Zähne zu nehmen.

Beim Frühstück hast Du nur ein Bestreben: das Mitzählen Deiner Kaubewegungen voller Begeisterung, um engste Fühlung mit Deinem Bissen zu bekommen.

Welche Spitzenzahl erreichst Du wohl heute? 70, 80, 120 Kaubewegungen pro Bissen? Locker! Mit Einspeicheln, Durchschmecken, Ausschmecken und Nachschmecken werden's noch mal soviel. Ein Rekord jagt den nächsten und das gleich am frühen Morgen. Was kann jetzt noch schiefgehen?

Dem Power-Kauer ist diese Welt nicht stumm, ganz im Gegenteil: Er hebt sie aus den Angeln, er dreht sie um. Nicht wie früher schlingst Du Deine Bissen hinunter, in Windeseile, nebenbei, ohne was zu spüren, meistens noch mit Kaffee zusammen. Die Erinnerung daran versetzt Dir einen Stich. Wer wie im Höllentempo ißt, wird in derselben bald landen! Dynamisch arrangierst Du alles so, daß Du den großen (K)Augenblick ungestört genießen kannst. Und wenn es nur zehn Minuten sind, die Dir zur Verfügung stehen, egal! Es reicht! Zehn goldene Minuten für Dich und Deinen Bissen!

Für den paradiesischen Augenblick: fürs Kauen! Jetzt ist um Dich Stille, Stille für die zehn wichtigsten Minuten. Was gibt's Vollkommeneres als diese Stille? Noch spürst Du Deinen Atem von der Dynamik davor. Laß ihn austoben. Er wird ruhiger. Immer ruhiger. Beobachte den Atem. Jetzt atmest Du immer tiefer, immer sanfter, immer ruhiger, ganz ruhig. Du hast umgeschaltet, abgeschaltet, bist entspannt, bist bereit zum Essen.

Jetzt nimm den Bissen in den Mund und spüre die würzige Kraft des Speichels. Saliva sei gegrüßt! Wie sie Deinen Bissen durchdringt. Und ihn immer weicher, immer saftiger, immer besser im Geschmack werden läßt. Zähle Deine Kau- und Mundbewegungen ... 10, 20, 30, 40, 50 ... Erlebe mit Wonnen die Auflösung, die Erlösung im Mund.

Was du in zehn Minuten mit Deiner virtuosen Aufschließ-Technik kleinkriegst, wird Dich besser nähren und kräftigen, als wenn Du in der gleichen Zeit die dreifache Menge in den Magen geworfen hättest, wie ein unordentlicher Mensch die Sachen in den Koffer wirft.

Neugeboren wird der nächste Bissen in Angriff genommen. Du zählst, was das Zeug hält. Die kraftvolle, kreative Auseinandersetzung mit dem Bissen im Mund beruhigt Dich, dynamisiert Dich, sättigt Dich. Habe immer das Ziel, den Bissen total aufzulösen. Du kannst dann gar nicht mehr zu früh schlucken.

> Dein Geschmackserlebnis hat die Regie übernommen. Je mehr Saliva auf den Bissen einwirkt, desto grandioser wird der Geschmack und desto weniger magst Du ihn loslassen.

Lassen wir noch mal Dr. von Borosini zu Wort kommen:

»Die Nahrung sollte wegen ihres Nährwertes gegessen werden. Wenn wir nur einen Teil des Nährwertes daraus gewinnen, so prostituieren wir unseren Magen und öffnen den Infektionen durch Bakterien alle Pforten unseres Körpers.«

Du hast keine Lust mehr, Deinen Körper zu prostituieren. Mutter Natur – gewitzt wie sie ist – belohnt Dich ja mit dem besseren Geschmack, wenn Du richtig kaust. Deine Instinkte leiten Dich zur vollkommenen Ernährung. Nimm den nächsten Bissen in den Mund und habe nur einen Wunsch: kauen und noch einmal kauen. Hol aus ihm alles heraus und lebe! Genauso entschlossen, dynamisch und positiv packst Du auch den heutigen Tag an. Herzhaft wie den Bissen ergreifst Du jede Minute, jede Sekunde und machst das Beste daraus.

> Ein Kauer hat die größte Power. Nichts hindert ihn mehr daran, erfolgreich und gesund zu sein. Er hat sein Glück ergriffen und begriffen. Er schlingt nicht mehr. Er schmaut! Schmauen (Verschmelzung von Schmecken und Kauen) heißt: Das Leben genießen! Du hast Dein Carpe Diem gefunden. Alles, was Du aus Deinem Bissen herausholst, holst du auch aus Deinem Leben heraus.

Kauen ist Deine beste Lebensversicherung. Es gibt keine Probleme mehr für Dich, nur noch Herausforderungen.

Du kannst auch mal was anderes essen als Brot. Alles, was Dir schmeckt. Nur knackig, hart und trocken sollte es sein, damit der Speichel fließt, damit Du Grund zum Kauen hast. Und so auf den wahren Geschmack (des Lebens) kommst.

Manchmal müssen wir zu unserem Glück gezwungen werden. Von Goethe fällt mir dazu sein vielleicht weisester Spruch ein:

»Nur der erringt sich Freiheit wie das Leben, der täglich sie erobern muß«.

Goethe hat richtig gekaut, das ist bekannt. Der berühmte Mediziner Hufeland (»Nur was wir verdauen, kommt uns zugute.«) war sein Leibarzt und bester Freund. Und noch ein Wort von Goethe paßt hierher:

»Möge die Idee des Reinen, die sich bis auf den Bissen erstreckt, den ich in den Mund nehme, immer lichter in mir werden.«

Wer möchte noch daran zweifeln, daß Goethe richtig gekaut hat? Zwing Dich zu Deinem Glück: Kaue und Schmaue! Je härter der Bissen, desto reizvoller ist es, ihn zu erobern. Also: Ran an den Bissen!

> Mir fällt kein positiveres Tun ein, bei dem man mit so wenig Einsatz einen so hohen Gewinn einstreicht.

Richtiges Kauen bedeutet Gesundheit, Zeitgewinn, Geldgewinn, Lustgewinn. Glücklichsein, ohne was zu tun.

Es ist eine Revolution zum Guten, und zum Schönen. Wer richtig kaut, besitzt das praktischste, einfachste, genußreichste System einer sinnvollen Lebensökonomie. Ein gedeckter Eßtisch ist ein beruhigendes Gefühl. Doch wahres Glück ist: den Bissen auszukosten bis zur allerletzten süßen Neige.

> Kauen bringt selbst in der Armut Glück, nicht kauen ist Armut ... auch im Reichtum.

Vom Kauer zum Schmauer

Die hohe Kunst des Ausschmeckens

»Wenn wir alles täten, wozu wir imstande sind, wir würden uns wahrlich in Erstaunen versetzen!« (Thomas A. Edison)

Warum essen wir zuviel? Warum zu fett, zu süß, zu schnell, zu oft, zu spät? Warum essen wir auch, wenn wir keinen Hunger haben? Warum hören wir nicht auf, wenn wir satt sind? Warum macht die Industrie damit ein Milliardengeschäft? Warum liegt unser Gesundheitswesen am Boden? Warum bleiben alle guten Ernährungsratschläge auf der Strecke? Warum schmeckt das Ungesunde besser? Warum tötet der Gaumen mehr Menschen als alle Kriege zusammen?

Die Menschen essen zuviel. Von einem Viertel dessen, was sie verzehren, leben sie. Von den restlichen Dreiviertel leben die Ärzte und Diät-Produzenten.

Warum läuft unser Eßverhalten so unsinnig ab? Meine Antwort: Nur weil wir den Bissen nicht zu Ende kauen. Das Ergebnis ist dann, daß Appetit und Geschmack »versaut« sind, kastriert, desorientiert. Diese beiden für unsere Nahrungsaufnahme wichtigsten Sinne werden dadurch vergewaltigt, ja zweckentfremdet. Und wir kriegen's kaum noch mit. **Eßverhalten**

»In puncto Appetit und Geschmack werden wir ständig an der Nase herumgeführt. Geschmacksverstärker und raffinierte Kombination von Zusätzen (›psychophysikalisches Design‹) sorgen dafür, daß wir immer schön Hunger haben, auch wenn wir schon längst satt sind.« (Udo Pollmer, »Krank durch gesunde Ernährung«)

Der Trick, mit dem gearbeitet wird:

Die moderne Lebensmittelindustrie stellt die Nahrung so her, daß beim Essen mehr Speichel produziert wird als notwendig. Speichelfluß signalisiert Hunger, bringt also volle Kassen. Diese (Einnahme!)-Quelle darf nie versiegen. Dabei hätte der Speichel weiß Gott (lebens-)wichtigere Funktionen. Durch die natürliche Speichelkraft sollte die Nahrung im Mund den wahren Geschmack annehmen, nachdem sie sich unter starken Kau- und Schmeckbewegungen mit den Nährstoffen des Bissens immer intensiver vermischt hat. Die Speichel-Konzentration sollte uns anzeigen, wie lange dieser (Genuß-)Akt zu dauern hat, wann der Bissen schluckreif ist. **Wahrer Geschmack**

Dieser von der Natur wunderbar organisierte Ablauf ist nun aber empfindlich gestört, kann oft überhaupt nicht mehr stattfinden. Es entsteht Chaos im Stoffwechsel und somit Krankheit.

»Wird die Harmonie der Mundverdauung überlistet durch industrielle Nahrungsaufschließung, so wird die aufgenommene Nahrung weniger ausgekostet und weniger ausgewertet, vom Gaumen aber ihrer ›billigen‹ Reize wegen in vermehrter Menge und Geschwindigkeit aufgenommen.« (Dr. Loeckle)

Das hat fatale Folgen: Die Gaumenlust bleibt unbefriedigt. Der überreizte Gaumen wird zum Tyrannen, weil er durch die »Dauer-Verlade« nicht auf seine Kosten kommt.

Wer nicht kaut, wird automatisch zum »Schluckomaten« industriell vorverdauter Nahrung.

»Der Tyrann Gaumen verlangt nach Wiederholung des Lusterlebnisses.« (Dr. Loeckle)

Übermäßige Nahrungsaufnahme

Es kommt zur übermäßigen Nahrungsaufnahme, wenn man so will: Naturgemäß. Wer ist schuld, wenn einer in die Falle geht, das Opfer oder der Fallensteller? Dieser trostlose Zustand ist mittlerweile schon normal. Hier einige Schnellinfos, wie wir genußvoll dem Jammertal entrinnen und uns ein Himmelreich eressen können.

Das Kau-Know-how:

! Iß erst, wenn Du wirklich hungrig bist.

Echter Hunger

Doch was ist wirklicher Hunger? Auf keinen Fall Heißhunger. Auf keinen Fall der Appetit auf Süßes oder andere Naschereien. Wenn Dir beim Gedanken an ein Stück trockenes Brot oder an einen Apfel schon das Wasser im Mund zusammenläuft, dann hast Du echten Hunger. Überspringe für dieses »Feeling« ruhig mal zwei Mahlzeiten. Das echte Lustgefühl nach Essen wird dadurch nur größer. Du stirbst in der Zwischenzeit nicht; im Gegenteil:

Du wirst neu geboren. Dein Darm braucht sogar die Ruhepause, um zu entspannen, um neue Kräfte zu sammeln, um sich selbst zu reinigen. Verdauungssäfte und -kräfte sind anschließend in bestechender Form.

Wenn es schwerfällt, zu warten, lenke Dich vom Essen ab:
■ Umgehe Essensräume. Vermeide Essensdüfte.

■ Geh am besten in die Sauna, treibe Sport, musiziere, schreibe Briefe, telefoniere oder mach die Wohnung sauber.
■ Entscheide Du selbst über den Zeitpunkt des Essens. Dein Gehirn gehorcht sofort auf den neuen Befehl. Der Appetit wird übers Gehirn gesteuert. (Gleich noch heiße Tips dazu)
■ Sei beim Essen immer in guter Stimmung!
■ Iß nicht bei Müdigkeit (Speichelkraft fließt vermindert)!
■ Sei beim Essen nicht unter Zeitdruck!
■ Laß Dich von Gesprächen, Zeitungen, TV, Radio nicht ablenken. (Dies gilt hauptsächlich für die Anfänger-Phase!)

Die Zungenreflex-Bewegung macht's möglich: Das »K-Phänomen«, es geschieht von selbst! Lege Deine ganze Konzentration zunächst nur auf die mechanische Zerkleinerung des Bissens. Es gelingt sofort, wenn Du jede Kaubewegung schweigend mitzählst. Das Mitzählen ergibt aber nur Sinn, wenn Du Dir das Erreichen einer bestimmten Anzahl von Kaubewegungen vornimmst. **Übe allein!**   »K-Phäno-men«

»Es liegt im Stillesein eine wunderbare Macht der Klärung, der Reinigung, der Sammlung auf das Wesentliche.« (Dietrich Bonhoeffer)

❗ Zur Wiederholung: Das Mitzählen und die progressive Zielsetzung des Kau-Aktes sind von größter Wichtigkeit.

Dein Gehirn erfüllt Dir jeden Wunsch, wenn Du ihm den richtigen konkreten Auftrag gibst.

Du schaffst es (zählend!) leicht, den Bissen zu steuern. Mach mal den Gegenversuch und kau wie früher, ohne bewußten Einsatz der Zungenreflex-Bewegung. Dein Bissen ist schon nach ca. acht bis zehn Kaubewegungen verschluckt.

Und das ist ein Hauptgrund, warum der Mensch krank und übergewichtig ist. In Kürze schon brauchst Du nicht mehr zu zählen, denn Dein Gehirn hat den Wohlgeschmack entdeckt und gibt den Bissen erst her, wenn Du ihn bis zur Neige ausgekostet hast. Der – einst bewußte – Steuerungsprozeß läuft jetzt unbewußt ab. Jetzt brauchst Du die Kaubewegungen nicht mehr zu zählen! Dein Gehirn wird den Lustpunkt immer wieder herbeiführen wollen. Dein Essen ist von diesem Moment an mit den höchsten Geschmacksempfindungen verbunden. Das ist auch der Grund, warum Du jetzt jeden Bissen optimal verwertest.   Unbewußter Steuerungs-prozeß

Schnelles
Erlernen

! Wichtig fürs schnelle Erlernen des neuen Eßverhaltens:
● Versuche mit jedem neuen Bissen ein besseres Ergebnis von Kau-Bewegungen zu erreichen. Übertreffe mit jedem Bissen Deinen alten Rekord. Dadurch trainierst Du unbewußt und (mühelos!) die alles bewirkende Zungenreflex-Bewegung.

Die Zunge bildet einen von vorn nach hinten gehenden Bogen. Auf diese Weise wird der noch nicht schluckreife Inhalt wieder in die vordere Mundhöhle transportiert, um dort weiter reduziert (aufgeschlossen) und von der Saliva (Speichel) für den nächsten Schluckimpuls vorbereitet zu werden, während ein ausgeschmeckter Teil genußreich über den Gaumen gleitet.

> Schon nach ein paar Tagen konzentrierten Trainings ist Dein Gehirn programmiert, den alkalisierten, ja immer besser werdenden Geschmack unbedingt herbeizuführen. Und das frühere (falsche) Eßverhalten ist von selbst passé.

Dieses Phänomen erklärt Dr. van Someren folgendermaßen:
»*Die Schleimhäute des Schlundes, des Zungenrückens und der Epiglottis, kurz diejenigen, in denen die sensorischen Endorgane des Geschmacksinns und die Geschmacksdrüsen gebettet sind, gewöhnen sich nach und nach an den Kontakt mit der durch die Saliva alkalisierten und reduzierten Speise und weisen sodann sauer reagierenden Speisebrei zurück, wobei ihnen die Schlund- und Zungenmuskeln hilfreiche Hand leisten.*«
   Für den Anfänger also noch einmal zusammengefaßt die obersten Gebote:
■ Schlucke nichts mehr mit bewußter Muskelanstrengung.
■ Schlucke nichts, was nicht aufgelöst ist und was der im Gaumen vorhandene Instinkt nicht freiwillig durchläßt.
■ Schlucke nichts, was nach intensivem Kauen und Schmecken einen unangenehmen Geschmack angenommen hat.
   (Kaue z.B. mal eine Scheibe Wurst richtig aus, und Dein Wurstkonsum verringert sich von selbst – der Speichel bringt die Wahrheit an den Tag!)
■ Rückstände, welche sich im Mund nicht verflüssigen lassen, nachdem aus ihnen aller Wohlgeschmack herausgezogen ist, nicht aus »Höflichkeit« schlucken. Gib's unbedingt wieder heraus (Wie Du's bei Kirschsteinen oder Fischgräten ja auch tust).

!
● Achtung, jetzt kommt ganz was Neues:

■ Kaue und schmecke alle Getränke mit Geschmack wie Milch, Kaffee, Fruchtsäfte, Bier, Wein und alle halbflüssigen Speisen wie Breie, Suppen ebenso durch wie ein Weinschmecker das mit dem Wein tut. Dr. von Borosini weist darauf hin, daß flüssige Nahrung von Natur aus für den Menschen nicht vorgesehen war. Daher sollten wir Flüssigkeiten wie verflüssigte, feste Nahrung behandeln. Wer schmeckende Flüssigkeiten hinunterschüttet, zerstört die Feinheit seines Geschmackssinns. *(Getränke wie verflüssigte, feste Nahrung behandeln)*

In ganz kurzer Zeit schon ist Dir das Durchschmecken, Durchkneten und Ausschmecken von Flüssigkeiten wie das vollständige Zerkauen und Auskosten fester Nahrung so zur Gewohnheit geworden, daß Du nicht mehr davon lassen kannst, weil Dir das Essen auf diese Weise ungeahnte Freuden schenkt. Und es sei nochmals betont: Das neue Eßverhalten löst das alte fließend ab. *(Ausschmecken von Flüssigkeiten)*

Ein weiteres Ergebnis unserer intensiven und instinktiven Eßlust: Die Ausscheidungsprodukte sind minimal, weil der Körper die Nahrung fast vollständig verwertet. Die »Verdauungsasche« wird auch nicht riechen und ohne Probleme ablaufen. Toilettenpapier, Deos und Parfums sind überflüssig, weil der gesunde Mensch sein bestes »Parfum« selbst ausströmt: die Reinheit. *(Ausscheidungsprodukte)*

»Gesundheit ist Wohlgeruch, Krankheit ist Gestank.« (F. X. Mayr)

Das ganze Leid mit der Krankheit und dem Schlankheitswahn bräuchte nicht zu sein, wenn wir das Geschenk annehmen, mit dem die Natur jeden von uns perfekt ausgestattet hat:

> In den hinteren Gaumenfalten sitzt ein Nahrungsfilter, der uns genau sagt, was und wann wir schlucken sollen.

Es ist unser Geschmackssinn, der völlig eingeschläfert, ja kastriert ist durch die technische Perfektion unseres Lebensstils. Durch bewußtes Kauen können wir diesen mächtigen Beschützer vor Krankheiten vom »Dornröschenschlaf wachküssen«, die Zungenreflexbewegung vollbringt das Wunder. Appetit und Geschmack – die beiden wichtigsten Sinnesbestätigungen für unsere Ernährung – funktionieren dann wieder. Sie sind die beiden einzigen »Ärzte«, die Du im Leben jetzt noch brauchst. *(Appetit und Geschmack)*

»Durch Beachtung der Winke dieser billigen ärztlichen Berater und durch die Befolgung ihrer Warnungen verschwindet binnen kurzem das unnatürliche Heißhungergefühl, und der Appetit verlangt nur mehr den dritten Teil der Nahrung, mit welcher man früher den Magen vollgestopft hat. Außerdem lehren uns Appetit und Geschmack einen Genuß und eine Freude an den Speisen zu empfinden, wie sie selbst einem Bonvivant bisher unbekannt gewesen sind.« (Dr. von Borosini)

Jedermann kann Doktor Normalappetit und Doktor Guter Geschmack konsultieren, ohne hinterher eine Rechnung befürchten zu müssen, und er wird bei dieser gesunden ökonomischen Konsultation eine endlose Kette von höchst angenehmen Entdeckungen machen.

Die guten Ratschläge dieser Beschützer haben wir verkümmern lassen durch die seit Kindheit angenommene Gewohnheit des Hinunterschlingens.

Und das es dabei bleibt, dafür sorgt unser Zeitgeist.

Aber es gibt einen Lichtblick: Du kannst alles wieder zum Guten wenden – von einer Kaubewegung zur anderen. Du bist – egal, was immer geschehen ist – nach wie vor sensibel für die gesunden Signale von Appetit und Geschmack. Die Natur verzeiht sofort. Sie belohnt Dich sogar mit einem Maximum an Genuß. Einzige Voraussetzung: eine kleine konzentrierte (= lustvolle!) Trainingsphase mit dem Bissen im Mund, die Dich in den nächsten Tagen beglücken wird. Wer glaubt, dynamisches Kauen koste viel Zeit, der irrt gewaltig, das Gegenteil ist der Fall.

Du wirst ein »Zeit-Millionär«, ein »Lust-Millionär«, ein echter Lebenskünstler: ein Genießer rundherum.

Warum läßt sich (fast) jeder Mensch diesen Reichtum entgehen? Warum kaut niemand seinen Bissen zu Ende? Ganz einfach: Weil's ihm kein Mensch beigebracht hat! Er kaut nur so lange, bis der Bissen zerkleinert und angefeuchtet ist, damit er gut (und schneller) rutscht. So hat's immer schon Spaß gemacht. Wozu also etwas ändern? Warum schluckt jeder zu früh? Weil er im Kauen nur den Zerkleinerungsakt sieht, den er möglichst schnell hinter sich bringen möchte. Man/frau hat ja nie Zeit und ist gierig, den Bissen schnell hinunterzuschlingen, den Hunger zu stillen.

> Essen steht in der Triebhierarchie ganz oben, gleich nach dem Atmen, noch vor dem Sex! (Wissenschaftsjournalist Udo Pollmer) Alle Ermahnungen, gründlicher und langsamer zu kauen, müssen daher naturgemäß scheitern.
>
> Kein Mensch kaut länger, nur weil es gesünder sein soll, selbst wenn er den ganzen Tag Zeit hätte; es macht keinen Sinn. Er kaut erst anders, wenn es ihm mehr Spaß macht.

Warum schmeckt niemand den Bissen richtig aus?

Geschmack   Was ist überhaupt Geschmack? Wie entsteht er?

Geschmack ist vor allem nicht das, was uns die Werbung vorgaukelt!

Geschmack darf erst durchs Kauen entstehen, das wichtigste Hilfsmittel dabei ist der Speichel: Wenn man ein Stückchen trockenes

Brot genügend kaut und dem Speichel gestattet, sich mit den Nährstoffen des Brotes zu mischen, so wird der Geschmack um so besser werden, je mehr Saliva (Speichel) Einfluß auf die Lösung gewinnt.

! Dieses Geschmackserlebnis bleibt dem versagt, der zu früh schluckt.

Das Verwirrende bei der ganzen Sache ist, daß es nicht ums Kauen allein geht, und doch geht ohne richtiges Kauen nichts. Kauen ist aber nur Mittel zum Zweck. Es geht um die Ausbildung der Freude am Geschmack eines jeden Bissens.

> Kauen ist »nur« der Auftakt, die Overtüre zur grandiosen Opera im Mund.
> Ausschmecken ist das Wichtigste.
> Ausschmecken kann aber nur nach gründlichem Durchspeicheln stattfinden.
> Gründliches Durchspeicheln wiederum kann nur erfolgen, wenn die Nahrung gut zerkleinert ist.
> Womit wir wieder beim Kauen wären, diesem so wichtigen ersten Schritt.

Man könnte sagen: Kauen ist nicht alles, aber ohne Kauen ist alles nichts! Und die Belohnung folgt auf dem Fuße.

Dr. Loeckle zieht folgendes Fazit:

»Gänzlich unerwartet stellt sich eine erhebliche Verbreiterung und Verfeinerung der Erlebnisfähigkeit für Geschmacksnuancen ein. Was zunächst wie ein Verzicht scheint, erweist sich als Bereicherung, zumal ja die herkömmlichen ›Lieblingsgerichte‹ nicht verboten sind. Sie treten nur allmählich zurück. Es ergibt sich ganz von selbst.«

Für mich ist die Freude am Geschmack, die sich mit jeder Kaubewegung erhöht, das höchste Glück. Dieses Herausholen des Geschmacks aus der Speise ist die Garantie für richtige Ernährung und Verdauung. Daß uns diese Eßweise soviel Spaß macht, ist der Trick von Mutter Natur, ihr zu helfen und uns damit Gutes zu tun. Der Grund, warum kaum ein Mensch an diesem genußvollen Kauen interessiert ist: Er hat sinnlich und geschmacklich noch nicht erfahren, was ihm dieses richtige Kauen an Lustgefühlen schenken kann. Er hat schon tausendmal davon gehört, aber er kann es noch nicht umsetzen:

Die Botschaft hört er wohl, allein ihm fehlt das Können.

Erhebliche Verbreiterung und Verfeinerung der Erlebnisfähigkeit für Geschmacksnuancen

Das Schmauen

Wie sollte der Mensch diesen Genußakt auch kennen?
Wie sollte er richtig kauen können?
Und diese Lust erleben wollen?
Das dafür bekannte Wort Kauen umschreibt nicht annähernd das Lustgefühl, das im Mund abläuft, bis der Bissen aufgelöst, ausgeschmeckt und »fließend übergegangen« ist. Nennen wir diesen Genußakt ab heute nicht einfach Kauen, nennen wir's Schmauen! (Die Verschmelzung von Schmecken und Kauen.)
Das wichtigste Unterscheidungsmerkmal für den Anfänger ist dabei:
Wertvolle Nahrung darf erst nach 30–40 Kaubewegungen Geschmack bekommen.

Der falsche, industriell vorbereitete Geschmack verfliegt nach ein paar Kaubewegungen sofort. Echter Geschmack kommt hier niemals zustande

Bei Nahrungsschrott ist diese Steigerung nicht möglich.
Kaue als Test auf einem guten Stück Brot.
Ich empfehle Dir das vortreffliche »**Jürgen Schilling Kau-Jogging-Brot**«.

!
● Kaue es vor allem zu Ende, bis es verflüssigt ist.
Jetzt kaue auf einem industriell hergestellten Brötchen, bis es verflüssigt ist ...

Es ist nur genießbar, wenn man es bestreicht oder belegt. Nach dem Test wirst Du nie mehr ein solches nach Pappe schmeckendes Billig-Brötchen kaufen.
Der Speichel, die Saliva, bringt es an den Tag, er schützt uns vor minderwertiger Nahrung.

Ursache vieler Erkrankungen, Freßsucht und Bulimie

Bei industriell hergestellter Nahrung wird uns der Geschmack schon vollentwickelt vorgesetzt, noch bevor sich der Speichel mit dem gekauten Bissen vermengt hat. Wozu also noch lange kauen und Geschmack durch Eigeninitiative entwickeln? Der »Schund« rutscht eh schon durch den Schlund. Das ist die Geburtsstunde des Turbo-Schlingers und die Ursache vieler Erkrankungen, von Freßsucht und Bulimie. Krebsarzt Dr. Loeckle analysiert den Teufelskreis von denaturierten, aromatisierten, verbildeten und oft viel zu weichen Nahrungsmitteln am eindruckvollsten:

»Die technische Vorwegnahme von Zerkleinern, Lösen, Temperieren bewirkt ...

Daß wir weniger einspeicheln und zu früh verschlucken.

Daß wir zu große Bissen nehmen und zu große Schluckmengen auf ein-

mal schlucken. Daß die verschluckte Nahrung weniger durchdrungen ist von unserem maßgebenden eigenen Verdauungsferment, dem Speichel.

Daß im Organismus weniger Interesse wachgerufen wird an der Weiterverarbeitung dieser Nahrung.

Daß also die reflektorische Bereitschaftsstellung der nachgeordneten Verdauungstätigkeiten nicht hinlänglich alarmiert wird.

Daß dieser Schluck, ohnehin nur mangelhaft durchwirkt ankommend, länger benötigt, bis die unteren Verdauungsabschnitte sich notdürftig seiner angenommen haben.

Daß er den Nährboden abgibt für bakterielle Fremdzersetzung, ja, daß er sie hervorruft.«

> Dies ist nicht das Horrorszenario von Millionen Stoffwechselerkrankten, sondern die Realität im menschlichen Organismus in unserer Fastfood-Zeit. Wir sind nur noch perfekte »Schluckomaten« industriell vorverdauter Nahrung. Die technische Perfektion unseres Lebensstils diktiert uns dieses (Eß-)Verhalten.

Wir haben nicht die geringste Chance, eine Änderung herbeizuführen, solange wir nicht unseren Schluckreflex neu ausbilden und die Zungenreflex-Bewegung wieder intakt ist. Das ganze Gerede vom »bewußten« oder »biologischen« Essen ist vergebliche Liebesmüh, wenn die Nahrung letztlich dann doch wieder geschlungen wird.

»Nicht was wir essen, nur was wir verdauen, kommt uns zugute.« (Hufeland)

Fazit: Es gibt in unserer Wohlstandsgesellschaft entweder übergewichtige oder untergewichtige Menschen; eßgestört sind fast alle. **Eßstörungen** Diese Extreme unterteilen die Menschen auf unserem Planeten in zwei Gruppen:

Ein Teil stirbt an Unterernährung;

Der andere an »Überernährung«!

Dies bräuchte nicht so zu sein, wenn unser Geschmacksinn wieder intakt wäre. Dabei springt dieser »Lebensmotor« sofort wieder an, wenn wir nur wollen. Wie? Durch die dynamische Kraft lebendigen **Lebendiges** Kauens. **Kauen**

> »Unser Wesen ist die Bewegung. Die völlige Ruhe ist der Tod.«
> Blaise Pascal

Dr. Loeckle drückt es noch konkreter aus:

»Ein Organismus, um gesund sich zu entwickeln, ist auf lebendige Nahrung angewiesen. Und auf die Ganzheit der lebendigen Auseinandersetzung damit.«

Damit ist bewußtes Kauen und Schmauen gemeint. Dann schmeckt auch kein »Schund« mehr. Trotzdem möchte die Industrie ihre Produkte natürlich verkaufen, deshalb gibt's die Werbung.

! Mein Tip: Hör nicht auf die Werbung, hör auf Dich selbst!
Ignoriere die »guten« TV-Ratschläge!
● Gönne Dir den Luxus, eine eigene Meinung zu haben.

Die Zungenkontrolle

Abb. 10:
Jeder Bissen
sollte im Mund
in entspannter,
von Tisch leicht
abgewandter
Haltung »aus-
geschmeckt«
werden, wenn
man möglichst
schnell ein
großer
Schmauer
werden möchte.

Der erste Schritt in das freie Leben heißt:

Kaue und Schmaue!

Dem hastigen, ungeduldigen Schlinger sei gesagt: Er darf während des Kau-Aktes ja auch gleich schlucken. Nur eben nicht gleich den ganzen Brocken, sondern nur einen Teil davon.

Es ist der genüßlich ausgeschmeckte, für den Magen vorbereitete erste Teil. Er schluckt sich fast von selbst. Unter sorgfältiger Zungenkontrolle wird all der Mundinhalt zurückgehalten, der noch nicht völlig verflüssigt ist. Du kaust und knetest, spürst, schmeckst den Bissen weiter aus. Es ist erstaunlich, wieviel sich noch an grobem und

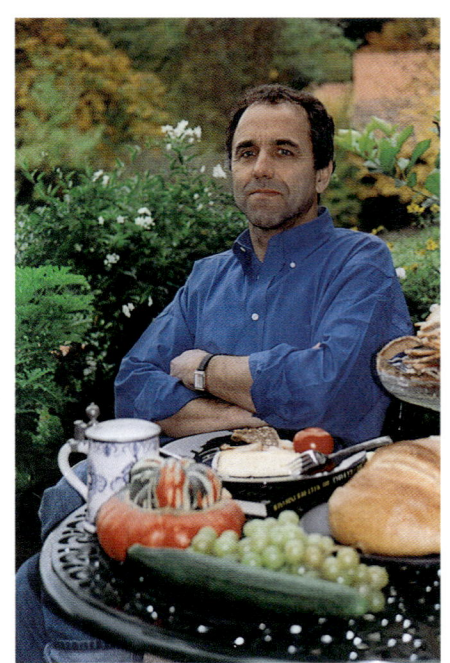

unausgeschmecktem Inhalt im Mund befindet. Die Zunge und die Schleimhäute des Mundraumes sensibilisieren sich immer mehr auf diesen Prozeß, sie sind eine Art »Aufsichtsbehörde«. Nichts entwischt mehr zu früh. Das noch nicht Dünnflüssige durchläuft den gleichen Prozeß ein zweites Mal bis zur erneuten Einspeichelung. Der schluckreife Anteil schluckt sich wieder von selbst. Danach wird erneut gesiebt. Der immer noch bedeutende, nicht ganz ausgeschmeckte Rest besteht oft erst beim vierten, fünften, sechsten Versuch die »Reifeprüfung«.

Bei mir geschieht diese Zungenreflex-Bewegung fünf bis zehnmal während des Kauens eines jeden Bissens (je nachdem, ob derselbe mehr oder weniger Geschmack hat), bis der letzte verflüssigte Wohlgeschmack vollkommen verinnerlicht ist.

Dann folgt das Nachschmecken, was mit höchsten Geschmacksempfindungen begleitet ist. Wer nachschmeckt, dem schmeckt keine Zigarette mehr. Mit dem Nachschmecken findet durch den angeregten Speichelfluß gleichzeitig auch eine Selbstreinigung des Mundes statt.

Nachschmecken

Erst nach diesem wunderbaren Genußakt ist an den zweiten Bissen zu denken.

Dieser Mechanismus (eine Abfolge genußvollen Muskelspiels) ist in Kürze automatisiert, wie jede Fertigkeit im Leben, die man mit Begeisterung einstudiert.

> **❗🔴** Apropos Zahnpflege:
> Die Zahnkaries ist heute das Zivilisationsleiden Nummer eins, und »sie ist ein Leiden, das nicht nur vom Zahn ausgeht, sondern auch eine Störung des Stoffwechsels zur Voraussetzung hat« (Albert von Haller).

Ein gestörter Stoffwechsel bedeutet mangelnde Verdauungskraft. Dieser verfahrene Zustand ist schnell wiedergutzumachen, wenn wir wirklich gesund werden möchten. Ausschmecken heißt das Zauberwort.

Gestörter Stoffwechsel bedeutet mangelnde Verdauungskraft

Das Gehirn wartet auf die neue Botschaft, durch falsche Gewohnheiten war es verwirrt. Appetit und Geschmacksempfinden sind abhängig vom Gehirn.

> Fazit: Die meisten Menschen essen ohne wirklichen Hunger, und doch haben sie Hunger, krankhaften Hunger, weil der normale Hunger durch die ständige Überreizung unterdrückt ist.

> **❗🔴** Achtung: »Speichel-Provokateure« treiben ihr Handwerk, und der Speichelfluß signalisiert Hunger. Also darf der Speichel auf Befehl der Industrie nicht versiegen!

Aufgrund eßbedingter Krankheiten ist unser Gesundheitswesen ein todkrankes Wesen! Eine gemästete Industrie, ein Volk der Kranken, Über- und Untergewichtigen stehen der Möglichkeit eines aufblühenden Staates mit gesunden, zufriedenen Bürgern, die Kraft und Phantasie haben für Neuordnung und Innovation, gegenüber. Die Frage, was erstrebenswerter ist, stellt sich nicht. Gesundheit schafft Entschlußkraft für eine intakte Umwelt!

Der Gaumen tötet mehr Menschen als alle Kriege zusammen, doch er kann nichts dafür. Sein Besitzer geht nur falsch mit ihm um. Unwissenheit, schädliche Suggestionen und Manipulationen bringen ihn ab vom rechten Weg. Doch wir haben unsere stärkste Kraft, unsere stärkste Waffe gegen alle Fallensteller neu entdeckt: die Zungenreflex-Bewegung.

Der Gaumen ist hungrig auf den Neubeginn. Er hat Lust auf das, was ihm wirklich schmeckt. Höchste Eigenaktivität der Mundverdauung schafft dieses Lust-Erlebnis.

> Die dynamische Kraft lebendigen Kauens. Für diese Bewegung ist unser ganzer Organismus geschaffen, ausgerichtet, komponiert. Sonst erschlafft er und stumpft ab, er stirbt!

Keine Kalorien mehr zählen

Alles ist noch intakt, Du mußt nur sofort beginnen. Schmeiß alle Ernährungsratschläge und Diätpläne in den Müll. Du brauchst auch keine Kalorien mehr zu zählen, höchstens für ein paar Tage Deine Kaubewegungen.

Übers Essen und Trinken kräftigst Du Deine Kaumuskeln und erweckst gleichzeitig Deine Speichelkraft. Selbstbegeisterung führt zur Selbstbemeisterung. Endlich bist Du Dein eigener Ernährungs-Guru!

> Wenn Du diejenige Nahrung schluckst, welche Deinen Appetit angeregt hat und Deinem Geschmack angenehm ist, und wenn Du sie erst dann schluckst, nachdem Du den Wohlgeschmack aus ihr herausgezogen hast, so brauchst Du kaum mehr einen Arzt, Dein Organismus befindet sich immer in Bestform.

Allgemeinplätze wie »zuviel, zu fett, zu süß, zu oft, zu spät, zu schnell« tangieren Dich nicht mehr, denn Du kaust Deinen Bissen zu Ende, schmeckst ihn aus, bis das letzte Fünkchen Geschmack erspürt ist und ein wundervolles Gefühl der Befriedigung in Deinem Mund zurückbleibt.

Mohammed

Dem Wort Mohammeds »*Nicht eher essen, als bis der Hunger uns dazu zwingt. Und die Hand von der Speise wegzuziehen, noch ehe wir völlig gesättigt sind*«, werden wir dann von ganz alleine gerecht. Denn Deine Signale für Hunger und Sättigung funktionieren wieder, was Gleichklang zwischen der vom Körper benötigten Nährstoffe und Deinem individuellen Essensbedürfnis bedeutet.

Signale für Hunger und Sättigung

Trotzdem einige unterstützende Tips: Die meisten Menschen essen gerade dann, wenn sie nicht wirklich hungrig sind, weil sie blind und reflexartig auf jeden Eßreiz reagieren. Ein Wahnsinn, der Methode hat: Wir sind abgerichtet, konditioniert auf dieses verkehrte Verhalten. Wie kann man's ändern? Am besten und ursächlichsten über die in diesem Buch beschriebene Kaulust.

Die Zügelung des Eßreizes

! Wichtig: Immer erst dann essen, wenn die echte Eßlust da ist,
und nicht, wenn die gewohnte Uhrzeit, die Erziehung oder andere Einflüsse es uns diktieren. Hier ein paar Tips:

■ Du hast Appetit auf etwas. Iß jetzt nicht, sondern versuche Dich
abzulenken! Das Gehirn macht sofort mit, Du brauchst Dich bloß auf   **Ablenkung**
Dein neues Ziel zu konzentrieren.

■ Lege eine neue Essenszeit fest! Wenn Du zum Beispiel um 16 Uhr
Hunger hast, entscheide Dich, erst um 17 Uhr etwas zu essen, und
lenke Dich mit anderen Gedanken bis dahin ab. Erledige eine dring-
liche Arbeit. Am besten mit Leidenschaft, recht dynamisch, auf Tempo, so daß die Arbeit um 17 Uhr erledigt ist. Es funktioniert! Du wirst
danach beim Essen noch einmal soviel Lustgefühl entwickeln.

> Zielkraft macht alles möglich, genau wie beim Zählen der Kaube-
> wegungen!

■ Gegen Heißhunger hilft auch, wenn Du Dir vorstellst, daß Du
schon gegessen hast, einen vollen Bauch hast, gar keinen Hunger
fühlst. Das Hungergefühl läßt in seiner Stärke schlagartig nach. Pro-
bier's mal aus!

Weitere Ablenkungs-Tips:
■ Treibe Sport!
■ Mach Atemübungen am offenen Fenster!
■ Putze die Wohnung auf Tempo (Küchenwecker)!
■ Spiel ein Instrument oder singe Lieder, die Du auswendig drauf-
hast!
■ Kaue Kaugummi!

Schon bist Du mit den Gedanken weit weg vom Essen und bildest in
Dir noch eine ganz besondere Kraft aus: Du überwindest die Un-
zulänglichkeit menschlicher Existenz.

> Je länger Du mit dem Essen abwartest, um so gewaltiger empfin-
> dest Du das Gefühl, ein freier Mensch zu sein. Und Dein Speichel
> wird beim Essen um so mehr fließen! Deine Nahrung wird dop-
> pelt so gut schmecken, doppelt so gut aufgeschlossen, umgewan-
> delt und verwertet sein.

Ab sofort investierst Du Deine Kraft nicht mehr ins »Schnell-hin-unter-damit«, sondern ins gierige Auseinandernehmen des Bissens. Du darfst dabei genauso schnell schlucken: den ersten Anteil des mit Kaulust aufgelösten Bissens. So geschieht es voller Tempo und Dynamik fünf, sechs oder sieben Mal bei jedem Bissen. Der Zungen-reflex ist auf der Hut, was noch nicht Schluckreife besitzt, bleibt zurück, kommt zum weiteren Ausschmecken erneut ins Genußzen-trum.

Schluckreife

Mohammeds Forderung Nr. zwei für ein langes Leben lautet:

»Die Hand von der Speise wegzuziehen, noch ehe wir völlig gesättigt sind.«

> Rechtzeitig aufhören zu essen ist wahrscheinlich noch schwieri-ger, als den Hunger hinauszuschieben. Doch auch da hilft uns das Gehirn, wenn wir es richtig konditionieren.

Tricks und Tips, wie das rechtzeitige Aufhören leichter fällt:

In 15 Minuten essen

■ Nimm Dir vor, nur 15 Minuten lang zu essen. Eine minimale Por-tion, aus der Du alle Energien herausziehst – durch intensives Kau-en, Einspeicheln, Ausschmecken und Nachschmecken. 15 Minuten reichen locker aus, um alle Nährstoffe zuzuführen, die Dein Körper benötigt, um Dir Sättigungssignale und Zufriedenheit zu senden.

Kleine Portion

■ Lege nur eine kleine Portion auf den Teller! Das Ausschmecken macht jede kleine Portion riesig.

■ Hole Dir jeden Bissen einzeln vom Teller!

Hände frei-machen

■ Mach die Hände sofort frei, wenn der Bissen im Mund ist!

■ Gehe mit dem Bissen im Mund in ein anderes Zimmer, um von Tisch und Teller abgelenkt zu sein!

Ich denke dabei an Hunde, die an ihrem Knochen unbehelligt na-gen möchten: Sie verziehen sich in eine ruhige Ecke, um ungestört zu sein. Tiere sind die besten Ratgeber!

■ Bei der ersten sanften Befriedigung höre auf zu essen! Das Gehirn braucht ca. 15 Minuten, bis es Dir das Sättigungsgefühl meldet. Wenn Du bist dahin weiter ißt, hast Du 15 Minuten zu lange geges-sen. Wofür Du dann durch Völlegefühl und schlechte Auswertung des Gegessenen wieder bestraft wirst.

Denn es kostet den Organismus viel Energie, das Überschüssige wieder loszuwerden. Der Trick ist, wie oben schon von Prophet Mohammed zitiert, ein bißchen eher mit dem Essen aufzuhören. Horace Fletcher beschreibt dies sehr schön:

»In dem Augenblick, wo der Appetit ein bißchen nachzulassen beginnt, wenn der Speichel nicht mehr so reichlich fließt wie zuerst, im Augenblick, in dem ein gewisser Grad der Appetitbefriedigung eintritt, höre auf! Der

Appetit wird wiederkehren. Du wirst eine weitere Gelegenheit zum Essen haben, der Appetit beginnt, selbst jenes Müdigkeitsgefühl zu haben; sei freundlich zu ihm, wie er Dir gegenüber gewesen ist, gib ihm Ruhe. Gib Dir selbst Ruhe. Ruhe ist Gegengift für jenes Ermüdigungsgefühl. So laß den Appetit ruhen, bevor er müde wird. Hör auf zu essen, bevor Du überladen bist!«

> Aufhören fällt den meisten Menschen schwer. Die Kunst des Aufhörens wird von der Kunst des Ausschmeckens ganz von selbst übernommen.

Kunst des Aufhörens

Trotzdem für den Anfang wieder ein paar psychologische Tricks: Wie werde ich Herr über die Verlockung und Verführung, ohne Leidensdruck und ohne Kasteiung?

■ Wenn's am besten schmeckt, und Du kannst nicht aufhören, nimm Dir fest vor: Du wirst später weiteressen. Jetzt macht's Dir keinen Spaß mehr. Du willst Dich jetzt nicht überladen. Höre abrupt auf! Es geht ja nichts verloren.

■ Noch besser: Hör schon mit Essen auf, noch bevor es am besten schmeckt! Stell den halbvollen Teller in die Küche oder in den Kühlschrank. Und nimm Dir vor, mit dieser Restportion die nächste Mahlzeit zu bestreiten, die Du sowieso noch zu Dir nehmen würdest. Mit diesem Trick hast Du eine ganze Mahlzeit eingespart und bist trotzdem satt, ja zufriedener denn je zuvor.

> Das Ziel ist der Antrieb für unser Tun. Nicht nur beim Essen! Wenn unser Gehirn eine Zielformulierung erhält, kann es sich darauf konzentrieren und führt die gewünschte Erfüllung herbei. Probier's aus, es gelingt!

■ Nimm Dir vor, Du möchtest nach dem Essen noch etwas Sport treiben, in die Sauna gehen oder ins Body-Building-Studio. Dann ißt Du von Haus aus nur einen winzigen Happen, weil Du gewohnt bist (und es besser ist), vor dem Sport nichts zu essen.

■ Tip mit Riesen-Wirkung: Leg Dir ein paar Happen auf den Teller und setz Dir das Ziel, nichts davon zu essen. Ein Super-Training, um mit Lust verzichten zu können. Ja, mit Lust erst gar nicht mit dem Essen zu beginnen. Dadurch wird das Talent ausgebildet, rechtzeitig aufzuhören. Gleichzeitig trainierst Du Meisterschaft über Dich.

■ Lade als Übung einen ganz großen Teller richtig voll und nimm Dir fest vor, davon nur einen kleinen Teil zu essen. Diese Übung befreit vom Teller-Leereß-Zwang.

■ Terminiere das Essen zeitlich so, daß Du schon aus Zeitgründen nicht am Eßtisch versumpfst. Hast Du zum Beispiel um 19 Uhr einen Termin, dann iß um 18 Uhr noch eine Kleinigkeit. Wo Du sonst noch länger speisen würdest, mußt Du Dich nun fürs Ausgehen fertigmachen. Diese Technik aber erst anwenden, wenn Du das Ausschmecken verinnerlicht hast, ansonsten könnte durch das Zeitlimit »Rutschgefahr«, sprich: Schlinggefahr, bestehen.

■ Ein ganz toller Tip, wenn Du gerade in exzessivem Süßhunger oder Heißhunger einer Lieblingsspeise versunken bist und nicht mehr aufhören kannst:

Du kannst den Anfall am besten unterbrechen, indem Du mittendrin ein trockenes, hartes Stückchen Brot in den Mund steckst und es ausschmeckst. Eventuell mit Butter, Käse oder Petersilie, was immer Dir schmeckt, wichtig ist nur: Das gierige Freßmuster abrupt zu unterbrechen und gegen etwas anderes auszutauschen. Deine Gier nach Süßem ist neutralisiert.

Freßmuster abrupt unterbrechen

Das harte Brot ist übrigens auch ein idealer Geschmacksverstärker, weil es den Speichel hervorlockt. Iß ein frisches weiches Brot und gib zum schon gekauten Bissen ein Eckchen hartes Brot dazu, dann geht's mit dem Geschmack erst so richtig los!

■ Noch ein schönes Spielchen, falls Du die Schluckgier nicht besänftigen kannst oder willst und auch das Zählen der Kaubewegungen Dich nicht zum Ausschmecken animiert: Setze Dich bequem hin und nimm eine Stoppuhr in die Hand! Jetzt stecke einen harten Bissen in den Mund. Setze Dir das Ziel, mindestens vier Minuten darauf zu verwenden, bis der Bissen im Speichel verschwunden ist. Je länger die Ausschmeckzeit, desto besser!

Stoppuhr

Du wirst immer längere Ausschmeckzeiten schaffen. Ich habe es bei einem kleinen Bissen Brot schon bis auf sieben Minuten gebracht. Du darfst den Bissen aber nur sanft anbeißen, nicht gleich durchbeißen, sonst wird er schneller geschluckt. Es ist auch eine wundervolle Konzentrationsübung. Du bist nach sechs bis sieben Bissen satt. Bis dahin sind ja auch schon fast 30 Minuten vergangen.

> Das Spielchen mit der Stoppuhr können auch alle diejenigen machen, die ihre Kaubewegungen nicht gerne auszählen.

■ Ein kleiner Sprung in den Supermarkt und ein Riesen-Tip, um viel Geld zu sparen: Stecke Dir, bevor Du einkaufen gehst, etwas von unserem Trainingsmaterial in die Tasche. Und löse in Deinem Mund die harten Brotbrocken auf, während Du den Einkaufswagen durch den Laden schiebst. Du wirst staunen, wie wenig Du einkaufst. Alle Süßigkeiten, Verlockungen und sonstige Verführungen verlieren schlagartig ihre Anziehungskraft. Und Du kannst in Ruhe das ein-

Einkaufen

kaufen, was Du wirklich brauchst. Nebenbei bist Du sogar noch satt geworden. Welch ein Zeit- und Geldgewinn!

Den gleichen Trick (Zeit-, Geld- und Lust-Gewinn!) kann man auch anwenden, wenn man ins Restaurant geht. Man bestellt weniger und ist geduldiger, wenn das Essen nicht gleich kommt. Also immer etwas Trainingsmaterial in der Tasche haben.

Dr. Gerhard Brand, mein großartiger Arzt und Mentor, erzählte mir begeistert, er habe während der ca. dreißigminütigen Autofahrt von seiner Münchner Praxis bis nach Hause (Nähe Starnberger See) mein hartes Brot gekaut und nach allen Regeln der epikureischen Kunst ausgeschmeckt. Er sei so satt und zufrieden gewesen wie selten zuvor.

Die Kau-Methode macht das Autofahren sogar reizvoll, wenn's auf der Straße mal nicht so schnell vorwärts geht. Daher möchte ich alle Autofahrer und den ADAC begeistern mit der Aktion »Kau im Stau!«.

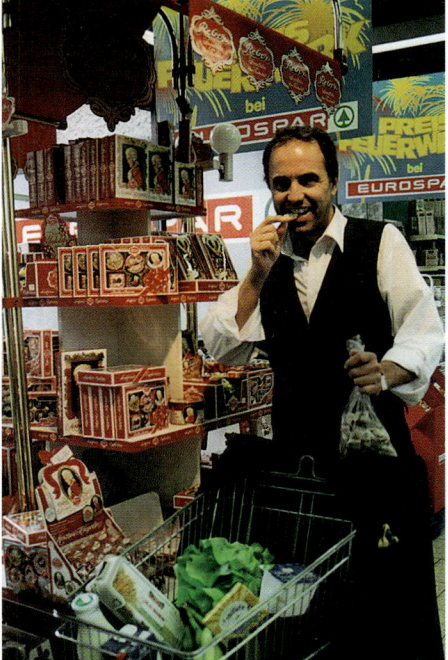

Abb. 11:
Ein Tip für den Gang durch die Supermarkt- regale: immer etwas luftge- trocknetes Brot dabeihaben!

! Doch noch mal zurück zum Eßtisch. Hier noch weitere Tips und Tricks, um mit Spaß rechtzeitig aufzuhören:

■ Verlasse unverzüglich den Eßtisch, fliehe aus der Atmosphäre des Essens! Oft hilft schon ein Abwenden vom Tisch.

■ Räume eiligst den Tisch ab!

■ Ich fange oft schon an, den Tisch abzuräumen, während ich noch esse. Doch diesen Trick bitte auch erst anwenden, wenn das Ausschmecken automatisiert ist. Auf diese ökonomische Weise ist dann gleichzeitig alles erledigt, sogar Geschirr gespült und eingeräumt; ansonsten würde man vielleicht noch am Tisch sitzen und weiteressen. Oft ißt man nur weiter aus Unlust, weil man noch aufräumen muß. Beim »Aufhör-durch-Aufräum-Trick« verführen Dich die exogenen Essensreize nicht mehr (Außenreize, die einen bedingten Reflex auslösen, d. h., Du speichelst, obwohl Du schon satt bist).

■ Wechsle das Zimmer, wenn Du keine Lust zum Abräumen hast. Und gebe Dich einer anderen lustvollen Beschäftigung hin.

■ Erledige umgehend ein Telefongespräch, das Dir Spaß macht!

■ Schreibe einen Brief! Schreibarbeit lenkt herrlich ab.
■ Mach einen Spaziergang!
■ Singe ein Liedchen, das Du liebst und auswendig kannst, oder musiziere!
■ Lies in einem spannenden Buch weiter, das Dich jetzt mehr fasziniert als das Essen!

> **Wichtig!** Die Ablenkungen müssen alle schon vor dem Essen fest vorgenommen und vorbereitet sein, so daß Du vom Lustgefühl des Essens zur neuen Faszination nahtlos überwechseln kannst. Das ist entscheidend, sonst könnte es wegen der doch sehr im Menschen eingefahrenen Lust/Unlust-Automatik (d.h. immer das zu tun, was aktuell am meisten reizt, auch wenn's das bekanntermaßen Verkehrte ist) nicht funktionieren!

Weitere Tips:
■ Nimm Deinen Partner in den Arm! Die Faszination wird größer sein als der Gedanke ans Weiteressen.
■ Stell Dir vor, Du hast schon einen vollen Bauch, Du bist bereits satt! Es hilft auch, wenn Du Dir sagst: »Bin ich froh, daß ich nicht noch weiter essen muß!«

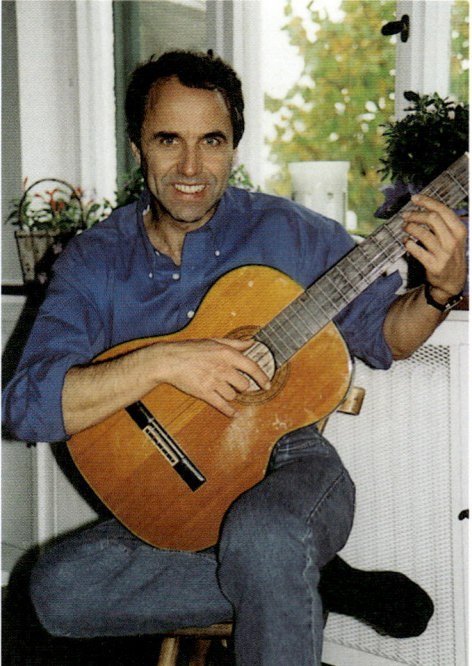

Abb. 12: Statt weiteressen musizieren! Und es gibt viele weitere Ablenkungsmöglichkeiten.

Weitere Abbrech-Tips:
■ Mach ein paar Atemübungen auf dem Balkon! Die frische Luft wird sich günstig auf Deine Verdauung auswirken. Der Mechanismus des Weiteressens ist unterbrochen. Du schließt Dein Essen mit einer wohltuenden Portion Sauerstoff ab (wirkungsvoller als jedes Dessert).
■ Aufpassen, wenn Du Dich mit Fernsehen vom Essen ablenken willst! Schön wär's, wenn es funktioniert, das Gegenteil kann aber der Fall sein, wenn Du das Fernsehen bisher immer mit Essen verbunden hast. Assoziativ kann Dich die alte Gewohnheit wieder einlullen, mit dem Ergebnis, daß vor der Glotze – obwohl Du satt bist – ein übersteigertes Bedürfnis zum Weiteressen entsteht, verbunden mit unkontrolliertem Hinunterschlingen. Für die

Verbindung Fernsehen/Essen bist Du erst reif, wenn Du den Bissen richtig steuern kannst. Du darfst Dich dann während des Fernsehens stundenlang an Deinen Leckerbissen delektieren.

Ich kann mich erinnern, wie ich mal bei einer Samstagabend-Show von Hans Joachim Kulenkampff bis zum Schluß seiner Sendung gegessen, ja geschlemmt habe – und Kuli überzog dabei noch 40 Minuten. Ich kaute und schmaute fast zweieinhalb Stunden und fühlte mich danach trotzdem richtig leicht im Bauch.

■ Zähneputzen: Dies ist für die Zahnhygiene sowieso nicht die schlechteste Idee. Danach ißt Du von Haus aus nicht mehr weiter, denn Du bist aus dem Geschmacksmilieu des Essens herausgerissen. Außerdem willst Du Dir die Zähne nicht noch einmal putzen müssen. **Zähneputzen**

■ Ganz toll wirkt auch, wenn Du Dir das Gesicht eincremst. Der Duft der Creme wird Dir den Appetit verderben. Ähnlich wirken Räucherstäbchen, Parfum oder sogar Haarspray. **Eincremen**

■ Wenn Du Dich bei einer Party am Buffet schon satt gegessen hast und trotzdem Schwierigkeiten bekommst, an der tollen Schokoladentorte vorbeizukommen, laß Deiner Phantasie doch mal freien Lauf ... Das habe ich bei meinem Urlaub in der Karibik ausprobiert, wo die appetitlichsten Torten aufgetischt wurden. Es wirkte grandios. Man muß sich nicht unbedingt etwas Unappetitliches vorstellen, um den Appetit zu verlieren. Ich hatte schon Riesenerfolge, »mit Genuß« verzichten zu können, als ich mir nur vorstellte, die tolle Torte sei eine Attrappe. Pappmaché zu essen ist nicht gerade attraktiv, also verbindet das Gehirn kein Lustgefühl damit. Und schon ist auch der Appetit nicht mehr da.

> Es läuft alles über unser Gehirn! Experimentiere einfach mit Deinem genialen Bio-Computer, Du wirst immer exzellenter mit ihm zusammenarbeiten.

»Mit welch einer phantastischen Gabe werden wir geboren! Mit Hilfe unseres Gehirns können wir alles erreichen, was wir uns wünschen. (...) Jeder von uns verfügt über den unglaublichsten Computer auf diesem Planeten. Leider hat uns niemand das Benutzerhandbuch gegeben.« (Anthony Robbins, »Das Robbins Power-Prinzip«)

Die Techniken in diesem Buch liefern Dir eine Bedienungsanleitung für Dein unvergleichliches Kraftzentrum Gehirn.

Alle Tips und Tricks, alle Essens-Unterbrechungs-Ratschläge und Ablenkungen gelingen. Der Appetit ist verschwunden!

! Ergebnis: Du hast nur die Hälfte gegessen als sonst, bist dafür aber gesättigter und zufriedener als je zuvor. Ein herrliches Lust-
● gefühl. Du fühlst Dich wie Gott in Frankreich.

Zum Schluß dieses Kapitels noch zwei Ratschläge, wie man gegen Hungergefühle ankämpfen kann:

■ Bauchmassage: Massiere mit der linken oder rechten Hand – da, wo das Hungergefühl sitzt – ganz sanft Deinen Bauch. Du wirst staunen, wie gut das tut. Es entspannt den Magen und andere wichtige Verdauungsorgane und fördert die Durchblutung. Es lenkt Dich vom Essen ab, bringt Dich vom Hunger weg und macht Dich zufrieden.

**Bauch-
massage**
F. X. Mayr beschreibt diese Massage in seinen Büchern, ich selbst wende sie bei mir schon seit vielen Jahren an: Einfach ganz sanft und sensibel den Bauch/Magenraum erfühlen durch kreisförmige Massagebewegungen. Wenn es mal wieder an Zeit mangelt, massiere Dein Bäuchlein während des Fernsehens (statt Chips!) oder beim Schreiben am Computer. Ganz toll geht es auch beim Lesen, Telefonieren, Sonnen oder in der Sauna. Am wirksamsten beim Loslassen, Ausruhen, Entspannen ... Was sind Worte? Wo Taten soviel mehr bedeuten! Probiers doch gleich mal aus! Man vergißt das Essen und ist satt, ohne eine Kalorie zu sich genommen zu haben.

Zum Schluß noch ein schöner, sanfter Abbrech-Tip:

■ Statt weiterzuessen, kannst Du Dich auch ins Schlafzimmer begeben und etwas ruhen. Mach Dir bewußt, daß Dein Körper, Dein Organismus jetzt gerade stillschweigend das Wunder aller Wunder vollbringt:

Die aufgenommene Nahrung wird in Energie umgewandelt. Du bist und wirst so, **WIE** Du Deine Nahrung aufgenommen hast.

> Du kannst Dein Gesund-Sein von nun an selbst steuern. Genieße dieses göttliche Gefühl! Schmecke der Nahrung dankbar nach.

> *»Ein Werdender wird
> immer dankbar sein.«*
>
> Goethe

Jeder Schluck bestimmt Dein Schicksal

Die Flüssigkeiten

Kaue Flüssigkeiten! Das ist kein Witz. Nicht nur feste Nahrung ist richtig zu kauen, sondern auch halbflüssige und ganzflüssige Nahrung ist so lange im Mund »durchzuarbeiten«, bis sie durch den Schluckimpuls absorbiert (»reingesaugt«) wird.

Ich behaupte, daß kaum ein Mensch diese Technik beherrscht, es sei denn, er ist professioneller Weinschmecker. Für mich war es die fundamentalste Neuentdeckung. Zunächst steht ja auch das Auflösen von fester Nahrung im Vordergrund: Kaue, knete und drücke Deinen Bissen so lange, bis der Bissen vollkommen verflüssigt ist und aufgelöst in den Magen gelangt. Das war mein Motto. Übrigens: Ein Wein- oder Teeverkoster hat über das gewohnte Ausschmecken seiner »flüssigen Nahrung« die neue Kau-und-Schmeck-Lust eigentlich fast schon drauf. Dem totalen Anfänger des Erschmeckens sei gesagt:

Ausschmecken der flüssigen Nahrung

Ganz von selbst überträgt sich die Ausschmecklust von fester Nahrung auch auf die Ausschmecklust von Flüssigkeiten. Und Du entdeckst noch einmal eine neue Welt, ein Universum an Geschmacksfreuden.

Du kannst nicht mehr aufhören, Dich an Flüssigkeiten satt zu kauen und satt zu schmecken. Flüssigkeiten sind wie feste Nahrung zu behandeln. Wer Getränke hinunterschüttet, verhält sich naturwidrig.

Dr. von Borosini ist der Ansicht, daß die Natur für den Menschen keine flüssige Nahrung vorgesehen hat:

»Flüssige Nahrung für Erwachsene sowohl als für jeden Menschen, nachdem er seine Zähne hat, bedeutet eine künstliche unnatürliche Nährweise, etwas, was die Natur nicht in Betracht gezogen hat, als sie den Menschen schuf. Wenn man die flüssige Nahrung, ohne sie einzuspeicheln, trinkt, so bedeutet das Nahrungsmißbrauch.

Die einzige Art und Weise, wie man diesen vermeiden kann, ist, die flüssige Nahrung als verdünnte ›feste‹ Nahrung zu betrachten und mit Speichel ebenfalls gut durchzumengen. Alles was Geschmack hat, selbst Suppe,

Bier, Wein, Liköre und was immer es sei, wird intensive Mundarbeit benötigen, bevor das Nahrungsfilter die betreffende Flüssigkeit passieren läßt. Vor allen Dingen sollten Milch, Kaffee, Bier, Weine, Liköre usw. nur in kleinen Schlucken genommen und völlig ausgeschmeckt werden.«

Entscheidend ist, daß Du ab heute keinen Schluck mehr – ob flüssige oder feste Nahrung – unbeachtet an Deinen Geschmacksknospen vorbeirutschen läßt.

> Das gilt für alle Flüssigkeiten, welche Geschmack besitzen – wie Suppe, Brei, Milch, Kaffee, Tee, Säfte, Alkohol. Schmecke jeden Schluck aus! Und zerlege, proportioniere ihn in 3–4 schluckreife Anteile!

Erst dann spürst Du auch, daß es sich um verflüssigte »feste« Nahrung handelt. Nicht mehr hastig hinunter damit, sondern jeden Schluck einspeicheln (nur so entsteht ja auch Geschmack), und erst jetzt kannst Du das Getränk richtig genießen. Bewege den Schluck mit der Zunge langsam hin und her und mache dabei Kau- und Schmeckbewegungen, bis der Geschmack aus den Flüssigkeiten vollkommen extrahiert ist. Bewege auch die Lippen! Schlucke den **einen** Schluck in verschiedenen Etappen! Trainiere unbedingt das proportionale Schlucken! Die Zunge lenkt den Vorgang!

> Mit jeder Kau- und Ausschmeckbewegung bildest Du Dich zum Feinschmecker aus.

Wasser
So wie der Weinprüfer seinen Wein auskostet, so wirst auch Du jetzt jeden Schluck genußvoll auskosten, und zwar ganz automatisch. Die Natur hat Dich fürs Ausschmecken eingerichtet. Wasser, welches keinen Geschmack hat, braucht natürlich nicht durchgespeichelt zu werden. Und trotzdem wende ich persönlich auch hier meine Ausschmeck-Technik an und delektiere mich weidlich an diesem Genuß. Bei kälterem Wasser ist dies sogar sehr zu empfehlen, denn durch den kurzen angenehmen Aufenthalt im Mundraum wird das Wasser erwärmt, was für den Magen bekömmlicher ist. Du kannst Dich mit Wasser satt essen, wenn Du hungrig bist! Bevor Du Dir ein paar Stück Brot einverleibst, kau Dich mit Wasser satt. Ein gigantischer Schlankheits-Tip, billig und noch dazu äußerst gesund.

Das Ausschmecken von Flüssigkeiten ist notwendig, um unseren Magen vor Mißbrauch zu schützen und dadurch Krankheiten zu verhüten.

Jeder Schluck (ob flüssige oder feste Nahrung) – mit Speichel vermengt – hat einen gesundheitsfördernden Einfluß auf die Verdauung, auf unseren gesamten Stoffwechsel.

Die einzige flüssige Nahrung, welche die Natur für den Menschen vorgesehen hat, ist Milch. Und die Art und Weise, die uns die Natur zur Aufnahme der Milch vorgeschrieben hat, ist das Saugen. Das Saugen ist aber mit dem Kauen gleichzusetzen.

»Vor dem Ausbruch der Zähne hat das Kind nur wenig Sekretion von wirklichem Mundspeichel, dieselbe ist vielmehr hauptsächlich schleimiger Natur. Aber die Muttermilch ist stark alkalisch und benötigt zu ihrer Verdauung daher nicht so sehr der Vorbereitung durch Speichel. Alle Milch, die gestanden hat oder mit Wasser gemischt worden ist, ist säuerlich und muß gründlich eingespeichelt werden, um ihr der Muttermilch ähnliche Eigenschaften zu geben.« (Dr. von Borosini)

Als Faustregel für das richtige Ausschmecken gilt: Wenn Du alles, was Du in den Mund nimmst, kaust, d.h. mit den Zähnen und Kiefern bearbeitest, bis der nährende Teil derselben durch den unfreiwilligen Schluckakt in den Magen gelangt ist, und wenn Du alle unlöslichen und geschmacklosen Rückstände wieder herausgibst, wirst Du nur solche Nahrung in Deinen Körper bringen, die verwertbar ist.

Schwerkranken Menschen wird von vorsichtigen Ärzten oftmals wegen der Schwäche des Magens empfohlen, Milch oder Fleischbrühe durch ein Röhrchen zu sich zu nehmen. Indem man Flüssigkeit in dieser Weise ansaugt, werden die Munddrüsen zur Ausscheidung von Speichel angeregt. Die Flüssigkeit wird auf diese Weise besser verdaut, als wenn sie getrunken, also unausgeschmeckt hinuntergeschluckt worden wäre.

Dr. von Borosini schreibt weiter:

»Deshalb scheint es, daß eine vollkommene Ernährung eine geeignete Mischung aller Speisen mit Speichel voraussetzt, und daß das Kauen nicht nur ein Mittel zur Zerkleinerung der Speisen darstellt, um dem Speichel mehr Gelegenheit zur Mischung zu geben, sondern daß durch die Kieferbewegungen die Speicheldrüsen des Mundes direkt angeregt werden. Es stimmt dies auch mit den anatomischen Beobachtungen bezüglich der diese Muskeln und Drüsen bedienenden Nerven überein. Der Geschmack aber besteht, um hauptsächlich anzugeben, wie lange der Prozeß zu dauern habe und wann er vollendet sei.«

Trinken ist
eine unvoll-
ständige Be-
schreibung
für den Pro-
zeß
Das Wort Trinken ist ebenso wie das Wort Kauen eine unvollständi-
ge Beschreibung für den Prozeß, der im Mund stattfindet, wenn richtig geschluckt wird. Unter Trinken verstehen wir herkömmlicherwei-
se Flüssigkeit in den Mund nehmen und gleich hinunterschlucken.
Unter Kauen verstehen wir: Bissen in den Mund, zerkleinern und
gleich runter damit. Es existiert kein Wort für den von der Natur
eingerichteten vollkommenen Vorgang, der da wäre: Flüssigkeit
oder Bissen in den Mund und dann einspeicheln, auflösen, temperieren, durchschmecken, ausschmecken, schlucken, nachschmecken.
Deshalb schlage ich dafür das Wort »Schmauen« vor.

Kein Wunder, daß die richtige Schlucktechnik kaum jemand beherrscht, wenn es noch nicht mal ein Wort dafür gibt.

Zu hastiges Schlucken von Getränken

Ist der Mensch in der Entwicklung seines Trieblebens stehengeblie-
ben? Essen ist nach dem Atmen in der Triebhierarchie der zweitstärk-
ste Trieb, noch vor dem Sex. Wenn der Mensch vom Tier abstammen
sollte, hat er das hastige und gierige Schlucken vielleicht vom Tier
übernommen? (Ist er »tierischer als jedes Tier«?) Hat sich der Mensch
speziell in diesem Sinn nicht weiterentwickelt, verfeinert? Sich übers
Tier wohl erhoben auf Grund des Intellekts, aber sich doch weit vom
Tier entfernt, was den Instinkt angeht?

Instinkt
*»Das Tier hat statt der Vernunft Instinkt. Er sichert es vor Übermaß
und Ausschweifungen. Beim Menschen ist hingegen alles auf Vernunft be-
rechnet. Fehlt ihm diese, oder versäumt er ihre Stimme zu hören, so verliert er seinen einzigen Wegweiser.«*

Christoph
Wilhelm
Hufeland
Von dem berühmten Berliner Arzt Christoph Wilhelm Hufeland
(1762–1836) stammen diese eindrucksvollen Sätze. Hufeland betont
in seinen Schriften immer wieder: *»Nicht das, was wir essen, sondern
nur das, was wir verdauen, kommt uns zugute.«*

Eine wundervolle Geschichte von Hufeland fand ich in dem Buch
von Franziska Kinz »Praktische Ratschläge zur naturgemäßen Lebensweise«.

Diese Geschichte ist eine wunderschöne Parallele zu den Erlebnis-
sen mit dem Hund meiner Mutter, zur lieben Lola, der ich meine
Kau-Entdeckung überhaupt zu verdanken habe. Ich zitiere Christoph
Wilhelm Hufeland:

*»Tiere wissen manches besser! Vieles habe ich von meinem Spaniel
Ganymed gelernt. Täglich beobachte ich die Zeremonie, mit der er seine*

gefüllte Futterschüssel so lange unangerührt umschleicht, bis die warme Mittagsspeise genau die Temperatur hat, die seinem Wohlbefinden nicht schadet. Erst dann holt er sich, nochmals prüfend, den ersten Happen. Und wie macht es der Mensch? Grußlos kommt einer bei der Tür herein; kaum hat er seinen Platz gefunden, wird herausfordernd laut das Getränk bestellt. Vergraben in die Zeitung, schüttet er nunmehr kaltes Bier oder ein anderes eiskaltes Getränk in sich hinein. Dann wird gedankenlos und hastig, denn man hat ja keine Zeit, der aufgeschreckte Magen mit einem viel zu heißen Essen vollgepackt, und zu guter Letzt mit einem Eis diese lästige Mahlzeit beschlossen.

Nach solchen Essensprozeduren wundert er sich dann noch, wenn der Magen eines Tages streikt.

Kein Laboratorium der Welt vermag das zu leisten, was die Natur in unserem Körper an chemischer und physikalischer Arbeit vollbringt. Unzählige Substanzen werden durch komplizierte Verfahren zerlegt oder aufgebaut und in vorgeschriebene Bahnen gelenkt.

Zur rechten Zeit angestellt, können solche Erwägungen manches sonst selbstverschuldete Übel noch im Keim ersticken.«

Ich denke wieder an den Hund meiner Mutter, an »Buchverursacherin« Lola, die mir das richtige Kauen beigebracht hat:

Tiere wissen wirklich mehr. Tiere wissen, daß das höchste Lebensziel die Freude ist.

Was ist dagegen mit uns Menschen los? Zivilisationsbräuche verbiegen schon in der Kindheit unsere Naturinstinkte. So wird die Nichtbeachtung, Nicht-Ausnutzung der Sinne und Instinkte beim Essen von Generation zu Generation vererbt.

Für die Umkehr ist es nicht zu spät. Wir können neu starten. Jetzt auf der Stelle! Unser bald wieder intakter Kau- und Ausschmeck-Apparat beweist, daß wir auch von unseren Verstand Gebrauch machen.

Alle Sinne erwachen neu. Das Leben pulsiert wieder. Und wir können uns verlassen auf einen mit »Intelligenz gepaarten Instinkt in allen Lebenslagen, von der Wiege bis zum Grabe« (Dr. von Borosini). Und noch ein schönes Zitat habe ich bei meinem Meister Dr. von Borosini entdeckt:

»Wenn die Natur alle Tiere mit Sinnen ausgestattet hat, die für sie geeignete Nahrung zu finden und richtig zu behandeln, ist es dann nicht unsinnig, wenn der Mensch glaubt, sich von dieser Naturgabe ausschließen zu können?

Wenn die Natur überall, wo wir sie beobachten können, für ihre Probleme die beste Lösung gefunden hat und noch weiter findet, ist es da nicht ein Unsinn zu glauben, daß sie gerade das am höchsten stehende Wesen stiefmütterlich bedacht hat?«

Wenn wir Schmauen, haben wir alle Bedingungen erfüllt, die uns die Natur auferlegt hat. Die brachliegenden berühmten 90% sind aktiviert! Wir stehen ab sofort unter Strom!

Trinke Milch also nicht, trinke Bier nicht, trinke Wein nicht, trinke nicht die Fruchtsäfte und schütte diese Getränke erst recht nicht im Telegrammstil hinunter, wie es üblich ist, sondern *schmaue*.

Alle Flüssigkeit, die Eigengeschmack hat, sollte in kleinen Schlucken genippt oder geschlürft werden. (Dies geht auch, ohne Lärm zu machen!) Damit der Geschmack die Chance hat, seines Amtes zu walten.

Jene Zeitgenossen, die jetzt Panik kriegen, das würde zu lange dauern, kann ich beruhigen: Dies kann auch schnell gehen, gerade die Gestreßten und Gehetzten will ich mit der Glücksdroge Kauen erreichen. Sie haben's am allernötigsten.

Bier Wenn Du Bier wegen seines bitteren Geschmackes nicht ganz ausschmecken möchtest, so mundet es trotzdem noch sehr viel besser, wenn Du es in kleinen Schlucken trinkst. Der Effekt: Du schmeckst und genießt das Bier viel intensiver und bist einfach nicht mehr imstande, größere Mengen davon mit Genuß zu trinken.

Du läßt es mit wenig bewenden, wirst ein Genießer. Nicht umsonst sagt man in Bayern, daß Bier ein Nahrungsmittel ist. Es stimmt aufs Wort, aber nur wenn man es nicht runterschüttet. Weizenbier läßt **Wein** sich wunderbar ausschmecken. Wenn Du ein Glas Wein trinkst, versuche den Wein gründlich durchzuschmecken, es muß aber guter Wein sein. Ein Schluck richtig ausgeschmeckter Wein wird schon Dein Verlangen stillen und Dir mehr Vergnügen gewähren, als früher ein Glas, welches hinuntergestürzt wurde. Die professionellen Weinschmecker würden den Wein niemals wirklich trinken. Sie beißen ihn, schmecken ihn aus, »atmen« ihn ein und erfreuen sich mehr an seinem Geschmack, als es der Weintrinker jemals könnte.

Tee Auch professionelle Teetrinker gehen so vor, wenn sie Tee ausschmecken. Sie würden niemals den Tee wirklich trinken. Jeder Teeverkoster wird Dir sagen, daß er von der geringen Menge mehr Genuß hat als von einer ganzen Tasse.

Wenn man etwas trinkt, was Geschmack hat, ohne es auszuschmecken, wird die Feinheit des Geschmackssinnes zerstört.

Der Genuß beim Essen und Trinken, ist das – neben dem Aufneh-   Genuß
men und Verwerten der Nährstoffe – nicht doch der Sinn, warum wir
essen und trinken?

Das Wein- und Teeverkoster-Beispiel ist eine gute Richtschnur für
die neue Eß- und Trinktechnik:

> Milch und andere Flüssigkeiten sowie halbflüssige Speisen wie
> Suppe, Fruchtmus, aber auch die feste Nahrung schmecke in ähn-
> licher Weise durch, wie dies der Weinverkoster mit Wein oder der
> Teeverkoster mit Tee tun würde. In kurzer Zeit wird das Durch-
> schmecken und Durchkneten von Flüssigkeiten sowie das voll-
> ständige Zerkauen, Einspeicheln und Auskosten fester Nahrung
> bald eine Gewohnheit werden, von der Du nie mehr lassen
> kannst, weil Dir das Essen und Trinken auf diese genußvolle Wei-
> se ungeahnte Freuden schenkt.

Ich habe mich durch das intensive Ausschmecken von Flüssigkeiten   Intensives
von meinem früher so geliebten ausgedehnten Frühstück locker tren-   Aus-
nen können. Jetzt trinke ich den Kaffee (mit Schlagsahne!) nicht   schmecken
mehr auf die Schnelle, sondern schmecke ihn schlückchenweise aus.   von Flüssig-
Das allein macht schon satt – auf mehrfache Weise: keiten

- Ich habe den vollen Geschmack, das Aroma, vielmehr genossen.
- Ich habe den Kaffee optimal verdaut.
- Die Wirkung des Kaffees ist ungleich größer.

Die Chinesen haben ein kluges Sprichwort, das unsere Schmau-Me-
thode exakt auf den Punkt bringt:

»*Was Du ißt, sollst Du trinken. Was Du trinkst, sollst Du essen.*«

Wenn Du jeden Schluck ausschmeckst, wirst Du sehr schnell   Während des
spüren, daß Du während des Essens überhaupt kein Bedürfnis mehr   Essens kein
zum Trinken hast. Du trinkst dann – falls Du überhaupt Durst hast –   Bedürfnis
vor dem Essen. Während des Essens zu trinken, schmeckt Dir nicht   zum Trinken
mehr, weil es Dir das angenehme Geschmackserlebnis »wegspült«,
das Du während der Mahlzeit in Deinem Mund bis zur Neige genießen und auskosten möchtest. Ich spreche jetzt vom Trinken zwischen den einzelnen Bissen, nachdem jeder Bissen zuvor vorbildlich
geschluckt ist. Falls Du sogar zu den Zeitgenossen zählst, die zum
Bissen trinken, damit er schneller rutscht, dann ist für Dich die Aus-
schmecktechnik von lebenswichtiger Bedeutung. Natürlich trinke
auch ich ab und zu während des Essens, zum Beispiel bei Einladungen. Doch privat zuhause bevorzuge ich es, vor dem Essen zu
trinken.

!
● Merke: ZDF (= zuerst die Flüssigkeiten)! Das Trinken, am besten Mineralwasser oder Tees, *vor* dem Essen ist sinnvoll, denn es dämpft den Hunger, es »schmiert« den Dünndarm, das Zentralorgan des Stoffwechsels, und es ist der Stoff, aus dem die Saliva (unser Speichel) fließt. Und das sind in 24 Stunden immerhin anderthalb Liter!

Überwürzte, zu scharfe Speisen, die ständig zum Trinken animieren, sind ungünstig. Wer richtig ausschmeckt, kommt auch so auf den Geschmack und meidet scharfe Gewürze wie Vampire den Knoblauch. Durchs Ausschmecken werden diese Scharfmacher ungenießbar. Mit der neuen Technik braucht man keine Verstärker mehr, der Speichel schenkt uns die Würze.

Wir benötigen dann keine Getränke mehr zum Essen. Auch das hat Dr. von Borosini richtig erkannt:

»Alkohol und andere Getränke während oder bald nach dem Essen verhindern eine optimale Ausnützung der Nahrung und vermehren die Verdauungsrückstände.«

Das bestätigt auch jeder gute Arzt und Ernährungs-Experte. Und auch die Natur leitet uns richtig. Wenn wir ihre Winke verstehen, wenn wir die Nahrung richtig ausschmecken.

Kranksein, Dicksein, Unzufriedensein sind dann Fremdwörter für uns. Krebsarzt Dr. Loeckle faßt es genial zusammen:

»Das Erlebnis des Wohlgeschmacks schrumpft auf ein Minimum zusammen, wenn die Speisen und Getränke verschlungen werden, den Gaumen zu schnell passieren. Der Tyrann Gaumen verlangt nach Wiederholung dieses Lusterlebnisses. Er wird sich aber früher zufrieden geben – ›weniger wäre mehr‹ –, wenn man ihn sein Pensum wirklich ausschmecken läßt. Das Geschmackserlebnis ist von der Natur nicht als Anreiz zur möglichst großen Nahrungsaufnahme verliehen, sondern als Krönung ausgiebiger Mundverdauung.«

Krönung ausgiebiger Mundverdauung

Der Mensch, die Krone der Schöpfung, kennt nicht die Krone des Geschmackserlebnisses! Warum?

Ein spezifisches Innenorgan der Wahrnehmung in unserem Mund ist nie ausgebildet, nie weiterentwickelt worden. Ist der Mensch in der Kultivierung dieses einfaches Instinktes in den Kinderschuhen steckengeblieben? Dann hat unser Leben noch nicht einmal richtig begonnen!

Das ist meine »Quinta essentia« nach neun Jahren des intensiven Kauens und Recherchierens. Dieses Buch soll möglichst schnell Änderung herbeiführen. Nicht reden, handeln!

Unser neuentdecktes Organ ist wachgeküßt und wird von Kaubewegung zu Kaubewegung aktiver.

*»Selbst die beste Ernährung ist weitgehend zur Wirkungslosigkeit ver-
urteilt, wenn sie nicht richtig verwertet werden kann, wie der größte Kapi-
talgewinn demjenigen wenig nutzt, der nicht damit umzugehen vermag.«*

Dieses Fazit von Dr. Loeckle bezieht sich auf jeden Schluck fester
und flüssiger Nahrung. Also mehrere hundert Male am Tag und Millionen Male in unserem ganzen Leben. Vor allem bei der flüssigen
Nahrung muß aufgepaßt werden. Hier ist der »schnelle Rutsch« erst
recht kein »guter Rutsch«! Wer hat mal einen Alkoholiker beobachtet, wenn er seinen Stoff runterspült? Ich erinnere mich gleich an
zwei Fallada-Verfilmungen von »Der Trinker«. Einmal inszeniert von
Prof. Dietrich Haugk mit Siegfried Lowitz als »Trinker« und zuletzt
in einer TV-Inszenierung unter der Regie von Tom Toelle mit Harald
Juhnke in der Titelrolle. Nie werde ich vergessen, wie die beiden ex-
zellenten »Trinker« Lowitz und Juhnke ihren Alkohol hinunterstürz-   **Alkoholismus**
ten. Alkoholismus wäre genausogut in den Griff zu kriegen wie die
Freßsucht, wenn der Alkoholiker jeden einzelnen Schluck ausschmecken würde. Seit neun Jahren trinke ich Alkohol auf diese genußvolle Weise. Und wo ich mir früher eine Flasche Sekt oder ein
paar Viertel Wein genehmigt habe, genügen heute schon zwei Gläs-
chen Sekt, ein Glas Wein oder ein Bier, um die gleiche Wirkung des
Alkohols zu spüren. Ich habe schon vielen anderen Menschen mit
großem Erfolg diesen Tip gegeben. Es gibt eine organische Erklärung
dafür:

> Wenn man Alkohol nicht hinunterschüttet, sondern ausschmeckt,
> gewinnt man:
> ■ ein Maximum an Genuß.
> ■ Durch das Ausschmecken gelangt der Alkohol über die Mund-
> schleimhaut sofort ins Blut, daher die blitzartig positiv anregende
> Wirkung.

Beim schnellen Trinken hingegen nimmt der Alkohol zuerst den
Weg über den Verdauungskanal. Fazit: Der ungeduldige Alkoholiker
kippt mehr, als er benötigt, denn er möchte möglichst schnell den
Kick spüren, blitzartig den Verstand abstellen, er möchte schnell
»high« sein.

> Durch intensives genußvolles Ausschmecken der verflüssigten
> Nahrung (was Alkohol ist), reichen schon kleine Mengen, um von
> der alten krankmachenden Gier für immer befreit zu sein.

Der Alkohol gelangt sofort ins Blut, die Wirkung tritt sofort ein, was sonst erst nach der zehnfachen Menge der Fall ist; es verhält sich genau wie beim Essen.

> Und noch ein gravierender Vorteil bietet das Ausschmecken des Alkohols: Durch die Vermengung mit dem Speichel gelangt die scharfe, ätzende Konzentration des Alkohols neutralisierter in den Magen.

Die Schleimhaut des Magens ist nicht mehr so stark dem Gift ausgesetzt, wie dies beim schnellen Trinken der Fall ist.

Die ganze Tragik des Krank-, Dick- und Unzufriedenseins besteht nur darin, daß der Gaumen unbefriedigt bleibt, weil er ständig übergangen, ignoriert und vergewaltigt wird.

»Die Genußfähigkeit ist ein wesentliches Kriterium für seelische Gesundheit«, sagt der bekannte Psychologe Prof. Diedrichsen.

Bei Dr. von Borosini fand ich die Bestätigung für meine Vermutung, Alkoholikern mit der Ausschmeck-Methode sofort helfen zu können:

»Wenn man Bier, Wein oder Spirituosen so lange mit Saliva vermischt, bis sie mit dem unwillkürlichen Schluckakt verschwinden, wird der Alkohol nur noch geringe Quantitäten dulden, welche niemandem schaden werden. Tatsächlich ist diese analytische Art und Weise, Alkohol zu trinken, der beste Weg, die Gewohnheit zu brechen.«

Schmauen statt Rauchen

Beobachte mal einen Raucher: Meistens schluckt er seine Nahrung hastig hinunter, weil er möglichst schnell in den Geschmack seiner Zigarette kommen möchte. Wenn er auf den Geschmack seines Bissens kommen würde, hätte die Zigarette keine Chance mehr. Ich habe mir auf diese genußvolle Weise das Rauchen abgewöhnt.

Starthilfen in ein nikotinfreies Leben Im RTL-Mittags-Magazin wurde anläßlich einer von Ex-Umweltminister Töpfer initiierten Anti-Raucher-Kampagne über die Starthilfen in ein nikotinfreies Leben diskutiert. Die Gesundheits-Expertin Frau Dr. Elisabeth Pott resümierte, daß viele Frauen deswegen rauchten, um einem Schlankheitsideal zu entsprechen, weil man als Raucher weniger esse. Dies sei auch der Grund, warum viele Raucher nicht aufhörten, eben aus Angst, daß sie dann dick würden. Denn es käme dann zu einigen Stoffwechselveränderungen, die zum Essen animierten. Die Lösung heißt auch hier: den Bissen ausschmecken!

Die neue Kau- und Schmaulust ist der genußvollste und einfachste Übergang für alle, die dem blauen Dunst erfolgreich abschwören möchten.

Zigarettenrauchen soll die Fortsetzung des Saugtriebes aus der Kindheit sein. Wer seinen Bissen ausschmeckt und ihm nachschmeckt, der saugt an der wahren Delikatesse.

! Daher: Stop Smoking! Und hab keine Angst, es gibt keine Gewichtsprobleme und daher auch keinen Rückfall. Beachte den Brief
● eines durch SCHMAUEN geheilten Ex-Kettenrauchers auf den Seiten 157/158.

Für die (Noch-)Raucher noch ein weiterer Grund fürs schnellere Aufhören: Raucher inhallieren die Giftstoffe nicht nur durch die **Giftstoffe** Lunge, sondern sie schlucken zusammen mit dem Speichel auch schädliches Nikotin und Teer. All die krankmachenden Stoffe nehmen ihren Weg über Mund, Zunge, Geschmacksnerven, Speicheldrüsen, Speiseröhre, Magen und Darm. Die ganzen Verdauungsorgane werden in Mitleidenschaft gezogen. Vom Dünndarm geht dann das Gift ins Blut. Der Organismus eines Rauchers ist verrußt und verdreckt. Und das Gehirn wird von der falschen Glücksdroge immer abhängiger.

Wie schnell jedoch ist das ganze kostbare System wieder gereinigt! Jetzt, da Dir das Kau-Know-how soviel mehr Spaß macht.

Sei voll positiver Power, Kauer!
Wenn Du vom Rauchen loskommen willst,
wenn Du vom Alkohol loskommen willst,
wenn Du vom Fleisch- und Wurstverzehr loskommen willst,
wenn Du vom Salz loskommen willst,
wenn Du von stark gewürzten Speisen loskommen willst, und
wenn Du von schädlichen Genußmitteln loskommen willst,
dann schmecke den Bissen einfach aus!

Schmauen statt Würzen

Kurz noch zum Salz, von dem so viele abhängig sind. Der größte **Salz** Risikofaktor für Magenkrebs ist Salz. Der Pro-Kopf-Verbrauch beträgt 15 g täglich – dreimal so viel wie empfohlen! (Quelle: Hörzu, Nr. 47 vom 18. 11. 1994)

Salz verstärkt die Wirkung krebserregender Stoffe (Nitrosamine) und beschleunigt bei Tumoren die Zellteilung. Außerdem fördert Salz den Bluthochdruck. Das Gemeine ist, daß in fast allen Lebensmitteln schon Salz versteckt ist (genauso wie Zucker). Ein Hauptgrund für den hohen Verbrauch ist aber folgende Unart: Es gibt unzählige Menschen, die automatisch zum Salzstreuer greifen, noch bevor sie den ersten Bissen überhaupt gekostet haben, aus reiner Gewohnheit. Damit verhindern sie von vornherein ein Zustandekommen jeglichen Geschmackserlebnisses. Welche Ignoranz dem Koch gegenüber! Und welche Ignoranz den eigenen Geschmacksknospen und -nerven gegenüber, die dann total leer und unbefriedigt ausgehen. Denn zum Ausschmecken besteht nicht mehr der geringste Anlaß. Die Nicht-Würdigung einer guten Mahlzeit durch den Salzstreuer ist nicht mehr zu überbieten.

Zucker (margin)

> **!** Wichtig! Für Menschen, die abnehmen wollen, ist Salz der größte Feind. Denn Salz bindet im Körper Wasser. Und verhindert dadurch eine Gewichtsabnahme.

Einer Bekannten, die ihr Leben lang nicht auf den Salzstreuer verzichten konnte (und mit dem Abnehmen keinen Erfolg hatte), gab ich den Rat, auf ihrem versalzenen Bissen ein bißchen länger weiterzukauen und ihn richtig auszuschmecken. Mit dem Ergebnis, daß sie den Bissen gar nicht mehr schlucken konnte, sie mußte ihn regelrecht ausspucken, so ungenießbar wurde das Salz in der innigen Vermischung mit Speichel. Seitdem ist sie von ihrer unseligen Salzmanie geheilt und hat sofort abgenommen. Gleichzeitig waren ihre Magenbeschwerden verschwunden, und das genußvolle Ausschmecken der Nahrung hat sie auch noch gelernt.

Auch ich habe früher oft nachgewürzt. Es ist ein Zeichen dafür, daß man die Nahrung noch nicht richtig (aus-)schmeckt, sonst bräuchte man den Verstärker Salz nicht.

> In dem Moment, da Du übers herzhafte Kauen die Würzkraft Deiner Saliva entdeckt hast, wirst Du es als einen Frevel empfinden, den Eigengeschmack einer Speise zu verschandeln.

Es wäre die Bankrotterklärung an Deinen Geschmackssinn. Probiere es gleich mal selbst aus: streue etwas Salz auf ein Stück Brot und kaue darauf, bis dieser Bissen verflüssigt ist. Du wirst es nie wieder tun! Und dem Salz endgültig Adieu sagen können. Was sind eben Worte, wo Taten doch soviel mehr beweisen!

Heilkraft der Saliva (margin)

Die Heilkraft der Saliva wird durchs Kauen, schon durch kleinste

Mundbewegungen gefördert und weiter ausgebildet und schenkt uns den wahren Geschmack, der uns vor Gefahren schützt und uns zugleich glücklich macht.

! Merke: Je gewürzter der Bissen, desto größer die Gier, ihn hinunterzuschlingen. (Achtung bei Wurst!)

Wertvoll ist nur die Nahrung, die erst nach einigen Kaubewegungen zu schmecken beginnt. Daher bevorzugt ein richtiger Schmauer mit der Zeit nur noch einfache, knackige, harte und trockene Nahrungsmittel. Denn nur hier kann er die Verwandlung, die Aufschließung, die Aufspaltung der Speise im Mund richtig mitverfolgen und intensiv miterleben.

> Jeder Schluck bestimmt unser Schicksal, es kommt nur aufs Ausschmecken an. Dann stimmt auch unser Schluck, dann stimmt auch unser Schicksal. Ein powervoller Kauer steht auf der Sonnenseite des Lebens.

Auf diese Entdeckung nehmen wir jetzt mal einen kräftigen Schluck ... aber den richtigen!

Der fremdgesteuerte Bissen

Bald werden die europäischen Gesundheitsminister auf unserem Lebensmitteln mit dem Aufdruck warnen müssen: »*Essen gefährdet ihre Gesundheit!*« Meldungen über genmanipulierte Lebensmittel und verseuchtes Fleisch schockieren immer wieder die Verbraucher. Unser wieder funktionierendes Kau- und Schmeckorgan wird jedoch alle manipulierten Lebensmittel von vornherein herausschmecken und den Schrott von der brauchbaren Nahrung zu unterscheiden wissen.

Du wirst Dich nicht mehr von der Industrie mißbrauchen lassen. Oder um mit Dr. Loeckle zu sprechen: *Nicht mehr »Schluckomat sein für die magenfertige, industriell vorverdaute Nahrung«.*

Die Natur hat Dir eine Kontrolle geschenkt, den »Schund« zu entlarven: Dein (noch) intakter Sinn für Geschmack. Das Medium dabei ist Dein Speichel, der nach Dr. von Borosini hierfür eine ganz besondere Aufgabe zu erfüllen hat: **Kontrollmechanismus Geschmack**

»Es hat jeder nur solange Appetit, als er Mundspeichel besitzt. Macht er von diesem den richtigen Gebrauch, so kann er eben nicht mehr essen, als seinen physiologischen Bedürfnissen entspricht.«

Das ist das neuentdeckte Schlaraffenland für alle Übergewichtigen: Iß, solange es Dir schmeckt. Du kannst Deine Eßlust befriedigen, ohne auf die Personenwaage schielen zu müssen. Du nimmst nicht mehr zu, höchstens an Gesundheit.

> Das Urgeheimnis ewiger Gesundheit ist entdeckt: Ein noch nie dagewesenes Lustgefühl im Mund!
> Essen und Trinken ohne Schuldgefühle.

Dies wäre in der Tat das Schlaraffenland – und jetzt kommt der Haken –, würde unsere Speichelkraft nicht ausgebeutet, ja böse mißbraucht werden von der modernen Lebensmittelindustrie.

Speichelfluß signalisiert Hunger

Speichelfluß signalisiert Hunger. Diese biologische Realität brachte findige Produzenten auf die große Geschäftsidee: Seitdem wird Nahrung hergestellt, bei deren Verzehr mehr Speichel produziert wird als notwendig. Geschmacksverstärker und raffinierte Kombinationen von Zusätzen (psychophysikalisches Design) sorgen dafür, daß die Menschen immer mehr Hunger kriegen, obwohl sie längst satt sind. Das Erfolgsgeheimnis beim Food-Design lautet: Der Speichelfluß darf nie versiegen. In den Laboren wird also ausgetüftelt, wie die Nahrungsmittel beschaffen sein müssen, damit die Menschen immer freßsüchtiger werden. Ich lasse einen Experten zu Wort kommen, der es wissen muß: den Lebensmittelchemiker und Wissenschaftsjournalisten Udo Pollmer.

»Knuspergeräusche, Unterkiefervibrationen, Backgroundflavour, Mundauskleidung, Nachgeschmack und Speichelfluß laden zum Weiteressen ein – dank Aromen, Mouthfeel-Regulatoren und funktionalen Additiven. Die Preisbewilligung der Kunden ist hoch, die Rohstoffe sind billig, die Werbeagentur ist vom Feinsten. Die Produkteinführung gelingt nach generalstabsmäßiger Planung überzeugend.

Die Verbraucher sind auf die Produkte scharf wie Nachbars Lumpi auf sein Dosenfutter.« (aus: »Prost Mahlzeit! – Krank durch gesunde Ernährung«)

Davon abgesehen: Lumpi wird mit seinem Dosenfutter genauso betrogen. Und auch er frißt mehr als sein Körper benötigt. Daher finden wir bei den Haushunden schon die gleichen zivilisationsbedingten Krankheiten wie bei Herrchen und Frauchen.

Aber es kommt sogar noch schlimmer:

Weißt Du, was ein Myograph ist? Eine teuflische Erfindung. Aber neu, aufregend und vor allem lukrativ für die Fast-Food-Industrie. Der

Myograph

Myograph nimmt dem Menschen das Kauen fast gänzlich ab und macht ihn endgültig zum abhängigen, begeisterten Schlinger, zum funktionierenden Schluckomaten industriell magenfertiger Nahrung.

Und so läuft's ab in »Teufels Küche«; wiederum von Udo Pollmer beschrieben:

»Mit Elektroden werden die elektrischen Aktivitäten der Gesichtsmuskeln beim Kauen vermessen. Der Myograph erfaßt alle Aspekte des Kauens: Speichelfluß, Temperaturveränderungen und Speisenzerkleinerung. Hat man das optimale Geschmacksprofil der Zielgruppe präzise umschrieben, wird ein Lebensmittel von Technologen, Chemikern und Sensorikern so produziert, daß es sich im Mund genauso verhält wie vorgegeben.«

Dem Menschen wird unterschlagen, daß er einen eigenständigen, intelligenten, funktionierenden Organismus besitzt. Er wird behandelt wie ein Automat.

> Man könnte diese Art zu essen auch als den fremdgesteuerten Bissen im Mund bezeichnen. (Was zu unserem technokratischen Zeitgeist ja gut paßt.)

Das größte Verbrechen ist aber, daß durch Zusatzstoffe der Speichelfluß appetitsteigernd erhöht wird. Das wahre Geschmacks-Erlebnis, das bei einfacher, normaler Kost schon allein übers Kauen entstehen würde, wird dem Menschen bei der vorverdauten Designer-Kost regelrecht »gestohlen«. Denn der (Kunst-)Geschmack ist sofort voll entwickelt vorhanden; wenn auch künstlich, so ist der Unterschied zum Original kaum wahrnehmbar.

> Design bestimmt das (Eß-)Bewußtsein.
> Zeitgeist führt beim Essen die Regie.

Sicher hast Du Dich vor dem Bildschirm schon einmal köstlich amüsiert, wenn man die lieben Mitmenschen reingelegt hat bei Sendungen wie »Verstehen Sie Spaß«, neuerdings mit Frank Elstner als Moderator. Kannst Du auch noch herzlich lachen, wenn ich Dir verrate, daß Du selbst am laufenden Band verladen wirst? Zwar nicht von der Fernsehindustrie, aber längst als dankbares, treues und abhängiges Opfer der Lebensmittel-Diät- und Light-Food-Industrie. Mit jedem Bissen dieser Produkte führt man Dich vorsätzlich hinters Licht!

Wissenschaftsjournalist Udo Pollmer klagt zu recht:

»Was soll Ernährungsberatung, die empfiehlt, von der Schokolade täglich nur zwei Stückchen zu genießen und dann einfach aufzuhören? Wo doch jeder weiß, daß die Mehrzahl der Menschen nicht mehr aufhören kann, bis die Tafel weggeputzt ist. Dem Opfer wird prompt Willensschwäche vorgehalten. Daß Spezialisten vorher genau analysierten, wie

Myograph erfaßt alle Aspekte des Kauens

Opfer der Lebensmittel-Diät- und Light-Food-Industrie

man es anstellen muß, daß der Mensch nicht mehr aufhören kann, wird verschwiegen. Und wer ahnt schon, daß die zahllosen ›Light-Genüsse‹ vor allem seinen Geldbeutel erleichtern? Während die Kundschaft schuldbewußt Kalorien zählt, erforschen Profis, wie bei Kindern Nachdurst erzeugt werden könnte, damit sie mehr Limonade trinken. Unser Körper ist mit ständig wechselnden Designerprodukten konfrontiert, die unaufhörlich versuchen, seine Rückkoppelungs-Systeme zu ›linken‹.« (aus: Pollmer, »Krank durch gesunde Ernährung«)

Unphysiologische Nahrung

Unphysiologische Nahrung (im Klartext: aromatisierter Schrott) betrügt die Menschen, bringt sie immer mehr auf die falsche Fährte, macht sie zu Eß-Süchtigen (zu dick oder zu mager), auf jeden Fall krank. Die Speichelkraft reagiert nicht mehr auf normale, gesunde, unverdorbene Kost, nur noch auf die Geschmacksverstärker der Food-Designer. Die Speicheldrüsen verlieren dadurch ihre beschützende Funktion und verkümmern schließlich durch die damit verbundene Inaktivität der Kaumuskeln total.

»Ist es auch Wahnsinn, so hat es doch Methode!« – Shakespeare

Verhaltensänderung übers Lustgefühl

Die Nachfrage bestimmt die Produktion. Erinnern wir uns, daß der Nahrungstrieb in der Triebhierarchie ganz oben steht: Essen rangiert gleich hinter Atmen und noch vor dem Sex. Hier eine Verhaltensänderung herbeizuführen ist nur übers Lustgefühl möglich. Schließlich will sich jeder Mensch wohl fühlen. In unserer modernen Zeit besorgt er sich dieses gute Gefühl meistens über (Genuß-)Gifte.

> Es gibt daher keine vorsätzliche Freßsucht, höchstens einen unter Zwang stehenden, von der Industrie »vergewaltigten« Schlinger.

Dr. von Borosinis Lehrsatz *»Es hat jeder nur solange Appetit, als er Mundspeichel besitzt«* stimmt zwar nach wie vor, kann allerdings nur auf unverbildete, unverdorbene Lebensmittel bezogen werden. Der »Schund« schmeckt gar nicht mehr, wenn wir schmauen; wenn wir uns mit dem knackigen, lebendigen Nahrungsmittel auseinandersetzen. Jeder Bissen schenkt uns dann eine neue faszinierende, geschmackvolle Herausforderung, die uns immer gesünder macht.

»Ein Organismus, der sich gesund entwickeln will, ist nicht nur auf lebendige Nahrung angewiesen, sondern vor allem auch auf die Ganzheit der lebendigen Auseinandersetzung damit.«

Mundverdauung

Sch(il)ling-Methode

Dr. Loeckle spricht mir aus dem Herzen! Damit ist die richtige Vorbereitung der Speisen im Mund, die Mundverdauung gemeint, das Ausschmecken, das Schmauen! Also her mit dem Bissen, nicht um ihn mit Gier hinunterzuschlingen, sondern um ihn mit Gier im Mund auseinanderzunehmen. Es ist die Sch(il)ling-Methode, die jeden Food-Designer verdammt schlecht aussehen läßt.

Sei ein Herkules in der (Genuß-)Höhle Deines Mundes! Ergreife den Bissen. Zeig ihm, wer der Herr im Hause ist, kaue!

»*Die Gaumenfreude ist von Natur als krönende Belohnung gesetzt für sachgemäße Mundverdauung. Als feines, leicht verbiegliches Instrument, als Kompaß für seine Odysseusfahrten auf dem Ozean kulinarischer Genüsse hat der Mensch das Erlebnis des Wohlgeschmackes.*« (Dr. Loeckle)

Wir wären im Konsum-Dschungel rettungslos verloren, besäßen wir nicht diesen Schutzmechanismus: unseren Geschmackssinn!

Warum führt man uns in puncto Geschmack derartig an der Nase herum? Warum läßt sich unser Speichelfluß derartig manipulieren? Warum spielt das Ausschmecken für unsere Gesundheit eine derartig bedeutende Rolle? Die Antwort: Auf der Zunge schmeckt der Mensch nur süß, sauer, salzig und bitter. Was die Food-Designer und Konsorten in den Lebensmittellaboren weidlich ausnützen. Anders ist es beim intensiven Schmauen, wie Udo Pollmer richtig feststellt: »*Erst wenn die Menschen ein Lebensmittel richtig kauen, werden die flüchtigen Aromen frei, die nur die Nase ›schmecken‹ kann.*«

Um den vollen Geschmack zu erleben, müssen die Geschmacksknospen im hintersten Bereich der Zunge und der Mundhöhle stimuliert werden!

Kein Food-Designer kann unseren Körper dann noch linken. Erst wenn wir den Bissen richtig kauen, haben wir die Nase vorn. Wir schmecken die heimtückischen Aromen und künstlichen Geschmacksverstärker heraus. Unser Geruchsinn ist dabei von lebenswichtiger Bedeutung. Dazu noch ganz aktuell: US-Biochemiker haben ein neues, hochempfindliches Sinnesorgan in der Nase entdeckt: das Vomero-Nasal-Organ (VNO). Ein echtes Sinnessystem, so bedeutend wie die anderen fünf Sinne. Es leitet Infos blitzschnell ans Gehirn weiter. Prof. David Berliner von der Utah University sieht in dem Organ einen idealen Zugang zum Hypothalamus, der Steuerzentrale des Gehirns. Sie steuert Hormone, Appetit, Angst, Aggression, Puls, Blutdruck und vieles mehr. Über den neuentdeckten sechsten Sinn (VNO) können Appetit, Angst etc. entscheidend beeinflußt werden.

Schutzmecha-nismus
Geschmacks-sinn

Vomero-Nasal-Organ

Wer ausschmeckt, hat die Nase vorn! Denn er verfeinert dieses Organ mit jeder Kaubewegung. Die Nase »riecht ab sofort den Braten«.

Die Kraft des Speichels

Es lohnt sich also, Ober- und Unterkiefer zu bewegen. Es lohnt sich
auch, daß wir uns der Zauberkraft des Speichels noch ein bißchen
weiter widmen. Speichel wird durch kräftige Kau- und Schmeckbewegungen zusätzlich aktiviert.

> Unser Speichel ist – wenn wir ihn herausfordern und gewähren
> lassen – ein unversiegbarer Quell wahrer Lebenskraft.
>   Viele »sitzen an der Quelle« und spüren es nicht. Es ist die
> Quelle der Jugend, die Quelle eines besseren Lebens.

Schon die Schulbuben zollen dem Speichel ihre Achtung: Sie verwenden ihn als hervorragendes Fleckenmittel. Und was die Ge-
schirrspülmaschine nur mit chemischer Unterstützung vermag,
beispielsweise die Fettablösung, das schafft im Mund unentwegt
der Speichel. Wenn ein Tier sich verletzt hat, dann leckt es seine
Wunde.

Heilkräftige Wirkung In der Religionsgeschichte galt der Speichel als Machtträger, der
heilkräftige Wirkungen hervorrufen (3. Mos. 15,8), aber auch einen
Fluch bekräftigen kann (5. Mos. 25,9). Deshalb bemächtigte sich der
Magier des Speichels seines Feindes, um diesen zu vernichten. Der
Speichel diente auch als Mittel des Bundesschlusses. In der germani-
schen Mythologie entstand beim Friedensschluß der Asen und Wa-
nen (zwei mächtige Göttergeschlechter) aus deren Speichel der weise
»Kyasir«, ein ausnehmend kluges Wesen!

Hochqualifiziertes Verdauungsferment Doch heute sind körperliche Ausscheidungsprodukte mit starken
Tabus verbunden. »Ich spucke Dich an« drückt Verachtung aus.
Dabei müßte man es fast als Kompliment betrachten, wenn man be-
denkt, um welch hochqualifiziertes Verdauungsferment es sich handelt: Ohne Speichel gäbe es kein Leben.

> Die wunderwirkende, heilende Kraft des Speichels ist vermutlich
> die größte aller ungenutzten Kapitalreserven: Bei den meisten
> Menschen liegt sie brach. Nur durch das Ausschmecken unserer
> Nahrung entdecken wir diesen Lebensquell wieder.

! Nichts Wertvolleres ist so nah wie die Quelle der Saliva!

Durch mein Heureka-Erlebnis im Mund durfte ich erfahren, wie
machtvoll ein Mensch sein kann: Ein winziges Staubkorn dem Kör-

per nach, doch ein Gigant durch die Kraft seines Erkennens. Und einem Gott gleich, wenn er das Erkannte in die Tat umsetzt.

Der Wissenschaftsjournalist Udo Pollmer hat recherchiert, daß die meisten Kinder heute schon aromasüchtig sind. Und daß fünfjährige Kinder schon dabei sind, die Kalorientabelle zum Katechismus zu erheben, sogenannte Diät-Kinder! Viele Kinder können frische Erdbeeren gar nicht mehr genießen. Sie vermissen an der natürlichen Erdbeere den vertrauten, aber falschen, künstlichen Erdbeergeschmack. **Aromasüchtig**

Die Irreführung der Industrie betrifft nicht nur unseren Geschmack, sondern sie verunstaltet auch noch unsere Sprache. Ich kann mir vorstellen, daß viele Menschen beim Begriff *naturidentisch* an etwas Natürliches denken.

Wir müssen uns gegen die Einführung neuer Aromastoffe wehren, weil von diesen in Zukunft abhängig sein kann, ob Kinder und Erwachsene überhaupt noch echtes Obst mögen. Weltweit setzt die Aromaindustrie ca. 13 Milliarden Mark um. Mit der rasanten Zunahme von Zusatzstoffen in unseren Lebensmitteln ist auch die Zahl der Allergiker in Deutschland gestiegen. Siehe Statement von der Münchner Dermatologin, Dr. med. Sonja Blaschke-Grünvogel auf Seite 164. Inzwischen leiden schon fast 30 Millionen Deutsche an Ausschlag, Akne, Nesselsucht oder Neurodermitis. (Quelle: Udo Pollmers Buch »Krank durch gesunde Ernährung«) **Zusatzstoffe**

Wenn übers richtige Kauen und Ausschmecken unser gereinigtes, intaktes Geschmacksorgan wieder auf Touren gekommen ist, hat die künstlich hergestellte Geschmacksoptimierung keinerlei Erfolg mehr.

Wer kaut, bei dem sind Imitate out!
Das Original schmeckt einfach besser.

Power-Kauen spart Zeit!

»Zeit ist Geld«

> »Zeit ist Geld« heißt unser modernes Glaubensbekenntnis. Ich habe einen besseren Spruch drauf: Kauen bringt Zeit- und Geldgewinn, kauen macht Dich zum Zeit- und Lust-Millionär.

Du bist unabhängig vom Kommando fester Essenszeiten. Du bist nicht müde wie nach schlechtverdautem Essen. Essen mit Arbeit zu verbinden, schadet nicht mehr. Es wird neues Potential geschaffen durch unverbrauchte Energien. Ärzte sind kaum mehr nötig, also auch weniger Wartezimmer und Klinikaufenthalte. Panikmache läßt Dich cool, Schluß mit zeitaufwendigen Ernährungs-Infos! Außerdem erreichst Du ein hohes Alter, das bedeutet auch Zeitgewinn!

Immenser Zeitgewinn   Dies ist nur ein kleiner Vorgeschmack auf den immensen Zeitgewinn, den Dir dynamisches Kauen schenkt. Oft höre ich »Ich habe keine Zeit zum Kauen«. Dies ist ein Irrglaube mit verhängnisvollen Konsequenzen: Krankheit, Übergewicht, Unzufriedenheit. Den Beweis erlebe ich auf jeder Party, auf jedem Empfang, wo es eine herrliche Tafel mit feinsten Speisen gibt. Jeder geladene Gast hat Zeit mitgebracht und bleibt oft lange. Trotzdem ist das Buffet in Nullkommanix abgeräumt. Das Runterschlingen kann also nicht an der fehlenden Zeit liegen. Es hängt damit zusammen, daß kauen noch nicht das Lustgefühl auslöst, das es auslösen könnte, auslösen würde, wenn ... ja, wenn man den Bissen zu Ende kauen und ausschmecken würde.

Wenn Du diese Fülle an Reichtum, Kraft und Sinn einmal erfühlt hast, nimmst Du Dir Zeit, hast Du Zeit! Kauen ist Dir die Zeit wert.

Im übrigen hätten wir ja genügend Zeit. Nie zuvor hatten die Menschen so viel Zeit wie heute. Auch wenn es keinem so vorkommt. Ich erinnere mich an ein Gespräch mit einer 80jährigen Dame während eines Urlaubs in Leutasch/Tirol:

»Früher hatte man Zeit, obwohl man alle Arbeit noch mit den Händen erledigen mußte. Aber man saß zusammen, verbrachte nette Abende. Dann kamen die Maschinen und sollten Erleichterung und Zeitersparnis ins Leben bringen, doch das Gegenteil ist eingetreten: Keiner hat mehr

Zeit. Oder man sitzt nur vor dem Fernseher und spricht nicht mehr miteinander.«

Menschliche Verarmung inmitten technologischen Reichtums. Telekommunikation bedeutet mehr als die Kommunikation miteinander.

Doch der größte Zeit- und Sinnverlust ist die Reizsucht: Wir sind bereits überreizt und werden immer noch mehr Reizen ausgesetzt. Ganze »Reizindustrien« leben nicht schlecht davon. Die Freizeit wäre schön. Doch sie macht uns fertig, weil wir sie nur noch konsumieren. Wir können Zeit nicht mehr genießen.

Zeit- und Sinnverlust

> Wir verschlingen die Zeit wie unsere Nahrung. Das ist das große Dilemma, das ich an mir selbst beobachtet habe, bis ich das Ausschmecken des Bissens entdeckte und dadurch endlich draufkam, auch jeden Augenblick auszukosten.

Freizeitforscher Horst W. Opaschowski meint zu diesem Thema:

»Der Freizeitkonsument entdeckt, daß ihm die Freizeit zwischen den Fingern zerrinnt, und statt im Überfluß der Zeit zu baden, setzt er sich dem rastlosen Konsumdruck aus. Die gewonnene Freizeit wird zur Zeitfalle.«

Es verhält sich wie beim hastigen Essen: Man würgt – oft in der Gier, alles für sich haben zu wollen – einen Bissen nach dem anderen hinunter, weil man's kaum erwarten kann, dem nächsten Bissen schnell Platz zu machen. Dabei vergißt man, daß der letzte Geschmack, den der Speisebrei von sich gibt, kurz bevor er in den Magen geschluckt wird, der beste ist. Der Schlinger versäumt diesen Höhepunkt. Der Schlinger versäumt auch, das Leben zu genießen.

Warum hat niemand Zeit?

Die Angst, etwas zu versäumen, streßt die meisten Menschen und gibt ihnen das Gefühl, keine Zeit zu haben. Sie stopfen in den Tag hinein, was nur geht, ähnlich wie beim Essen. Man konsumiert nur noch, kann nichts mehr verdauen und erst recht nichts mehr genießen.

Angst, etwas zu versäumen

> Noch nie war die Diskrepanz zwischen den äußeren Reizen und ihrer inneren Bewältigung so gewaltig wie heute. Doch je mehr wir mit Reizen überladen werden, desto abhängiger werden wir von der Sucht nach Reizen.

»Niemand ist so sehr in Gefahr abzustumpfen, als der höchst Reizbare.« (Grillparzer)

Diese Ohnmacht, dieses Ausgeliefertsein ist letztlich der Grund, warum wir keine Zeit haben. Die permanente Flut von Sinneseindrücken erschlägt uns. Eine Reizlawine droht uns tagtäglich zu ersticken. Wir gehen verloren, gehen kaputt, weil wir ständig gereizt werden, uns nur noch informieren und berieseln lassen, nicht mehr abschalten können, nicht mehr abschalten wollen. Letztlich ist es eine feige Flucht, Kompensation, Ablenkung, Unterdrückung von Einsamkeit. Stundenlanges Fernsehen macht passiv, tötet uns. So wird die Zeit unnütz totgeschlagen. Und am Ende seines Lebens muß man erkennen: Eigentlich wollte ich ein anderer sein, doch ich bin nie dazu gekommen.

Reizlawine

Wie viele Dinge es doch gibt, die man nicht wahrnehmen muß, wie viele Dinge, die man nicht behalten muß. Du wirst staunen, auf wie viele Plagegeister Du kommst! Es sind Deine (Frei-)Zeit-Zerstörer. Weg damit, lebe endlich!

Wie befreiend das wirkt. Und: Der lästige (Zeit-)Druck ist weg.

Von einem Meister der Meditation, Sonaikan Sotoba, gibt es eine Weisheit, die ich schon oft – und das in der pulsierenden Medienstadt München – trainiert habe:

»Wer wirklich dran ist, seine Augen zu pflegen, der macht die Augen zu. Wer seine Ohren pflegen will, wünscht nichts mehr zu hören. Wer seine Seele und die wahre Kraft pflegt, der bleibt im Schweigen.«

Man braucht nicht mehr zu fragen, wo der Weg, den man geht, hinführt. Man pflegt nur die eigene Kraft, ohne zu sprechen.

Kauen macht reich

Welche wunderschöne Entsprechung auch fürs neue Kauen! Die unbändige Kraft des Kauens macht reich, denn Verzicht ist plötzlich kein Verzicht mehr, sondern Wohltat, Bereicherung, Gewinn. Wie von selbst wird aus der neuen »Masche« eine neue Tugend.

Wir müssen unsere Sinne nicht auf jeden Schund lenken. Übe Dich darin, etwas nicht wahrzunehmen, was wahrzunehmen Dich gerade reizt. Die Befreiung ist kolossal. Eine schöne, dazu passende Bibelstelle ist Philipper 4,8:

»Im übrigen, Brüder, was wahr ist, was ehrbar, was gerecht, was rein, was liebenswert, was ansprechend, was es an Tugend und löblichen Dingen gibt, darauf richtet Euren Sinn!«

Der heilige Paulus enthüllt uns mit diesen Worten, wie man sich selbst ein Leben voller Power, dynamischer Kraft und Glückseligkeit einrichten kann. Wir haben wirklich die Wahl.

»You can't get enough that you don't want!«

Diese Worte, hat mir der Schriftsteller und Songwriter Dr. Michael Kunze mal verraten, seien in den USA sehr bekannt. Wahrscheinlich, weil es die Amerikaner erst recht nötig haben. (Deutsch: Du kannst nie genug bekommen von dem, was Du nicht brauchst.) Ich denke an den Tyrann Gaumen und Dr. Loeckles Fazit, warum die Menschen nicht aufhören können zu essen. Warum sie stoffwechselkrank, übergewichtig und unglücklich sind:

»Das Erlebnis des Wohlgeschmacks schrumpft auf ein Minimum zusammen, wenn die Speisen verschlungen werden, den Gaumen zu schnell passieren. Der Tyrann Gaumen verlangt nach Wiederholung dieses Lusterlebnisses. Er wird sich aber früher zufrieden geben – ›weniger wäre mehr‹ – wenn man ihn sein Pensum wirklich ausschmecken läßt. Das Geschmackserlebnis ist von der Natur nicht als Anreiz zur möglichst großen Nahrungsaufnahme verliehen, sondern als Krönung ausgiebiger Mundverdauung.«

Die Krönung des Geschmacks ... die meisten denken jetzt wahrscheinlich an eine Kaffeemarke. Dabei ist einfaches Auskosten von Nahrung gemeint, ein Auskosten, das Einfachheit in Reichtum verwandelt. Nur Einfachheit sättigt wirklich und beweist, wie wenig man braucht, um glücklich zu sein. Einfachheit in allem: beim Essen, in der Liebe, im Leben. *»Durch das Einfache geht der Eingang zur Wahrheit.«* (G. C. Lichtenberg)

Einfachheit

Die Reizsucht hat viele böse Gesichter. Man gönnt sich nicht mal mehr zu faulenzen, sondern bekommt ein schlechtes Gewissen beim Nichtstun.

Ich lege mich, wenn die Sonne scheint, oft auf den Balkon, nehme ein paar Stückchen Brot mit, ziehe dann während meines Sonnenbades die lebensspendenden Stoffe aus 20–30 Bissen Brot, schmaue oft 2–3 Stunden, empfange die Energie der Sonne und empfange gleichzeitig die Energie des Brotes, durch die Umwandlung, das Aus- und Durchschmecken der Nahrung. Beide Genüsse habe ich miteinander verbunden. So mußt Du das Essen sehen, dann hast Du kein Problem mehr mit der Zeit, und Du hast kein schlechtes Gewissen mehr beim Faulenzen.

Vergiß beim Erlernen der neuen Eßkunst für ein paar Tage Deine alten Eßrituale. Unter Umständen sind sie ja nicht der Weisheit letzter Schluß, sonst wären nicht so viele Menschen krank, eßgestört, über- und untergewichtig und unzufrieden. Mach

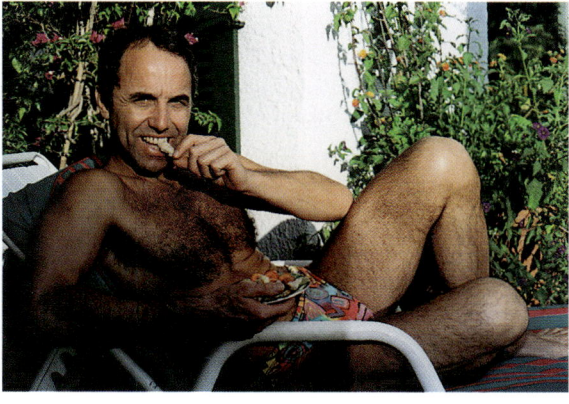

Abb.13: Die Energie der Sonne verbunden mit der des Brotes.

Dich vertraut mit der revolutionären Idee, daß das Ticken der Uhren, die jahrhundertelangen Kommandos, zu arbeiten, zu essen, zu lieben, wenn es die gesellschaftliche Übereinkunft verlangt, nicht unbedingt richtig sein müssen. Frage Dich, was das Beste, nicht, was das Übliche ist!

Ich schlage vor, das Schmauen separat zu erlernen. Und vor allem alleine! »*Die größten Ereignisse sind die stillsten Stunden.*« (Nietzsche) Die neue Technik wird dann automatisch nach und nach auch Dein neues Eßverhalten bestimmen. Ab heute heißt Deine neue faszinierende »Macke«: Das große Spiel mit dem kleinen Bissen im Mund.

> Nie mehr wirst Du sagen: »Ich habe keine Zeit zum Kauen.« Das neue Kauen ist vom alten Kauen Lichtjahre entfernt. Ein Schmauer hat immer Zeit, weil er sonst das Beste wegschmeißen würde. Ein Tag ohne Schmauen ist ein verlorener Tag. Nur auf die Bedeutung kommt es an, ob man für etwas Zeit hat oder nicht. Und was man liebt, dafür hat man Zeit.

»Ich habe keine Zeit« ist ja meist nur ein Vorwand. Eine Lüge, wenn man keine Lust hat (besonders im zwischenmenschlichen Bereich). Man ist dann nicht ehrlich, verbirgt sich hinter der Lüge. Sonst hieße die richtige Antwort: Ich habe keine Lust.

Gehen wir kritisch mit uns ins Gericht. Wenn man zu etwas Lust hat, nimmt man sich immer Zeit. Seien wir in Zukunft vorsichtiger mit der Antwort: »Ich habe keine Zeit.« Sie verrät immer die wahre Einstellung zum Mitmenschen. »*Einen Menschen lieben heißt: Zeit für ihn haben.*« (Hans Bürki)

Die »warme Mahlzeit«

Viele Frauen haben keine Lust, stundenlang in der Küche zu stehen und eine warme Mahlzeit vorzubereiten, denn der Zeitaufwand steht oft in keiner Relation zu der Zeit, die die Familienmitglieder dann fürs Verzehren aufbringen. Dieser Konfliktherd würde in Zukunft wegfallen. Welch ein Zeitgewinn!

Keine Sorge, daß die gesunde Ernährung zu kurz kommt, ganz im Gegenteil. Die »warme Mahlzeit« ist doch meistens nur eine »warme Schlingzeit«, weil die Zungenreflexbewegung (noch) nicht ausgebildet ist. Vergiß das Märchen von der sogenannten Wichtigkeit einer warmen Mahlzeit. Es stimmt mitnichten.

Märchen von der Wichtigkeit einer warmen Mahlzeit

Statt vieler Worte von mir, sollen gleich große Ärzte sprechen:

»*Die Hauptverbreitungsstätte der Krankheiten bildet Großmutters Küche, welche von Geschlecht zu Geschlecht noch verbessert, nein ›verbösert‹ wird.*« (Emanuel Felke)

»*Entgleitet der menschliche Organismus seinem normalen Wärmeniveau, so sind wir versucht, ihm die Eigenwärme auf jede mögliche Art von außen zu ersetzen, auch mittels der warmen Mahlzeit. Damit aber nehmen wir ihm von der Verdauungsarbeit Wesentliches ab und erschlaffen so die innere Aktivität.*

Infolgedessen sinkt das eigene Wärmeniveau noch weiter, das Bedürfnis nach äußerer Wärmezufuhr nimmt noch zu. Es ist leicht zu verstehen, daß es einen Unterschied macht, ob die Verdauungskräfte des Menschen sich betätigen an bereits technisch vorverdauten Industrie- und Küchenprodukten, die durch Zerkleinerung, Wasserlösung und Kochprozedur mit über hundert Grad bereits ihre eigene Art weitgehend verloren haben. Oder ob sich diese verdauenden Überwältigungskräfte des Menschen unmittelbar auseinandersetzen, bewähren und trainieren müssen am unverbildeten lebendigen Naturprodukt.« (Krebsarzt Dr. Loeckle)

! **●** Mein Tip: Wer sich ohne warme Mahlzeit nicht wohl fühlt, kann die »kalte Mahlzeit« ja mit einer Tasse warmen Tees beginnen. Oder zu knackigen, frischen Möhren eine warme Suppe löffeln (Achtung: die Suppe ausschmecken!).

Ich ernähre mich schon bald mein ganzes Leben lang unregelmäßig und mit sogenannten »kalten Mahlzeiten«, und es geht mir blendend. Die sogenannte »kalte Mahlzeit« ist alles andere als kalt. *Es ist »die lebendige Auseinandersetzung mit der eigenen Natur als Stoffwechselorganismus und der äußeren Natur als Lebensmittel*« (Loeckle).

Kauen ist das gewaltigste Spiel und die schönste Sportart der Welt. Es hat nichts zu tun mit langweiligen Vor-sich-Hinkauen, sondern ist lebendigste Aktion!

Es ist Sport, faszinierendes Erleben.

Kauen ist die schönste Sportart der Welt

Nur wer diesen Orgasmus des Gaumens noch nicht entdeckt und erlebt hat, nur wer in diese Eßlust noch nicht verliebt, ihr verfallen ist, hat logischerweise keine Zeit fürs Kauen.

Bei jeder Vorbehandlung der Speisen, bei jeder Veränderung, »Verweichlichung«, bei jedem »Kochen« wird dem menschlichen Organismus eine Leistung abgenommen, für die er eingerichtet und auf die er hin komponiert ist. Es dürfte also einleuchten, daß es unserer Gesundheit und schlanken Linie besser bekommt, wenn wir uns an vitaler, unverbildeter, unaufbereiteter Kost delektieren. Die fürs lange Vorbereiten der warmen Mahlzeit eingesparte Zeit verwenden wir in

Zukunft nutzbringender fürs genußvolle Kauen, Zerkleinern, Auflösen, Einspeicheln, Durchspeicheln, Durch-, Aus- und Nachschmek-
ken des Bissens.

> Warum also länger naturwidrig leben? Warum über Gebühr Zeit
> in der Küche ver(sch)wenden? Sag der warmen Mahlzeit leise
> Servus! Im Mund wird Nahrung auf natürliche Weise erwärmt.
> Es ist die innerlich aktiv selbst erzeugte Wärme. So schmeckt
> das Essen dann auch am besten. Der Mund ist die beste Küche
> für die Körperzellen, Saliva die beste Köchin für ein langes Leben.

Kantinen-essen

In diesem Sinne ist auch die Frage beantwortet, die mir schon oft gestellt wurde: Wie mach ich's beim Kantinenessen? Wie verhalte ich
mich bei vorgeschriebenen Essenszeiten?

! Tip: Laß die Massenabfütterung doch einfach ausfallen und de-
lektiere Dich statt dessen an Obst und mitgebrachtem knackigem
● Gemüse, Butter, Käse und schmaue das gute **»Jürgen Schilling
Kau-Jogging-Brot«**!

Aus einer Minimalmenge wirst Du schmauend alle wichtigen Nährstoffe herausziehen und nie mehr zum Kantinenessen zurückkeh-
ren. Habe Mut, mal aus der Reihe zu tanzen! Schwimme gegen den
Strom! Das bringt mehr, als im Sumpf weiterzuwaten.

Unregel-mäßige Mahlzeiten

Habe auch keine Angst vor unregelmäßigen Mahlzeiten, es ist
trotzdem die gesündere Eßweise, weil Dein Körper immer unter-
schiedliche Bedürfnisse hat. Jeder Tag, jede Minute, jeder Augenblick
ist anders und faszinierend neu. Du kannst es beim Auflösen des
Bissens erleben: Die Speichelkraft fließt immer verschieden, unter-
scheidet sich auch in der Zusammensetzung. Wenn Du gestern 80
Kaubewegungen genossen hast, bis ein Stückchen Brot im Speichel
verschwunden war, so brauchst Du heute vielleicht nur 60 Kaubewegungen. Es hängt mit Deiner psychischen und physischen Verfas-
sung zusammen. Daher sollte man sich nie den Zeitpunkt und die
Zeitdauer des Essens vorschreiben lassen und im Zweifelsfall an kol-
lektiven Abfütterungen nicht teilnehmen.

Zeitvorteile – Zusammenfassung

Für alle, die noch immer behaupten: *»Ich habe keine Zeit zum Kauen.«*
Inzwischen bist Du schon ein Kauvirtuose, kannst den Bissen in
kleinste Teilchen zerkauen. Du kriegst den Bissen in Kürze sogar völ-

lig verflüssigt durch bewußtes, vom Geschmackssinn gelenktes, intensives Einspeicheln und Ausschmecken: Zeitgewinn!

»*Wie beim Speerwerfer die Armmuskeln immer leistungsfähiger werden, so ertüchtigen sich durch richtige Eßschulung die verkümmerten Speicheldrüsen.*« (Dr. med Erich Rauch in »Darmreinigung«)

■ Du lernst wieder, Speichel in solcher Beschaffenheit und Menge zu liefern, wie es zur Verdauung der jeweiligen Kost am zweckmäßigsten ist.

■ Du kommst wieder in die Lage, durch Bespülung mittels dünnflüssigen Speichels die Mundhöhle nach dem Essen gründlich zu säubern und zu desinfizieren.

■ Richtiges Kauen bewirkt auch bessere mechanische Reinigung der Zähne sowie Durchblutung von Zahnfleisch und Zahnwurzeln (Massagewirkung des Kauens) und erhöht die Haltbarkeit des Gebisses. Keine Zahnarztbesuche mehr! Auch hier kommt es zu Zeit- und Geldgewinn.

Verdauung heißt übrigens nicht nur, regelmäßig aufs Klo gehen zu können, was die meisten Menschen glauben. Verdauung bedeutet die richtige Aufschließung der aufgenommenen Nahrung:

■ Die mechanische Aufschließung übers Kauen,

■ die chemische schon vorab übers Ausschmecken und

■ die bakterielle (wird wie die chemische Aufschließung in den unteren Abteilungen mühelos erledigt, wenn Du richtig gekaut hast!)

    Die Folgen:

■ Die Nährstoffe werden über den Darm ins Blut schnell aufgesaugt und als »Lebensstoffe« rasch verwertet.

■ Unverwertete Abfallprodukte werden – wenn die Aufschließung (mechanisch, chemisch und bakteriell) gut »über die Bühne« gegangen ist – möglichst schnell ausgeschieden.

    Hastig hinuntergeschluckte Speisen bleiben im Verdauungskanal länger liegen, weil sich die unteren Abschnitte dem schlecht Gekauten notdürftig annehmen müssen. Fremdbakterien greifen ein (Parasiten!), es kommt zur bakteriellen Verdauung. Dadurch entstehen krankmachende Gärungs- und Fäulnisprozesse im Darm, die nicht nur nicht rechtzeitig ausgeschieden werden, sondern noch eine Selbstvergiftung vom Darm ins Blut bewirken, mit dem Ergebnis, daß der Mensch krank wird. Was sehr viel Zeit kostet!

    Vielleicht motiviert folgende Zahl auch noch zum richtigen Kauen: 60 Tonnen Lebensmittel verarbeitet der menschliche Körper im Laufe seines Lebens. Er spaltet sie in Nährstoffe und Ballaststoffe auf, damit sie ihre Funktion erfüllen können. Das richtige Kauen – einmal richtig gelernt –, welch eine Riesen-Erleichterung für jeden

Mechanische, chemische, bakterielle Aufschließung

Krankmachende Gärungs- und Fäulnisprozesse im Darm

Menschen, damit in seinem Organismus die Funktionserfüllung Stoffwechsel schnell und reibungslos abläuft. Bei 60 Tonnen Lebensmittel! Welch ein Gewinn!

Weitere Zeitvorteile:

Wenn wir bedenken, wie groß der Stärkegehalt unserer täglichen Nahrung ist, so wird uns die Forderung nicht unberechtigt erscheinen, schon aus diesem Grunde die Mundverdauung mit Sorgfalt zu betreiben. Zwar bietet sich für die Stärke nochmals im Duodenum eine Verdauungsgelegenheit (Pankreas), es ist jedoch unwirtschaftlich im physiologischen Sinne, wenn wir uns der ersten Verdauungsgelegenheit – des Kauens – einfach nicht bedienen.

Duodenum

Ein weiterer Nachteil des schlampigen Kauens:

Der Speichel ist für die Aufschließung von Kohlehydraten das wichtigste Verdauungsferment. Im Magen kann das Versäumte nie mehr so perfekt nachgeholt werden. Schließlich ist der Magen nicht dafür da, die Arbeit der Zähne und der Speicheldrüsen zu verrichten. Die Nährstoffe können beim hastigen Schlucken nicht zur schnellen Absorption und Ausnutzung herangezogen werden. Also wieder Zeitverlust! Und: Schlacken machen dick!

Erst Speichelsaft verhilft dem Magensaft zur wahren Kraft.

Erst jetzt kann der Magen optimal weiter verdauen und die Nahrung schnell an den Zwölffingerdarm weiterleiten. Dr. Loeckle beschreibt diese Tatsache sehr anschaulich:

»Wie eine Reihe von Knöpfen nicht richtig zugeknöpft werden kann, wenn man den rechten Anfang verfehlt, so kann auch der Verdauungsprozeß nicht gesund vonstatten gehen, wenn die Mundverdauung unordentlich erfolgt.«

Die nachgeordneten Verdauungskräfte können nicht mehr wettmachen, was der hastige Schlucker versäumt. Er schreibt weiter: »Halten wir uns einmal vor Augen, wie verheerend eine derart überhastete Mundverdauung sich auswirken müßte, wenn der Stoffwechselorganismus des Menschen wie ein Fließbandsystem funktionieren würde. Ein solches ist ja auf das genaueste ›eingerichtet‹ und mit allen zubringenden und hantierenden Kräften auf einen ganz bestimmten Fortgang abgestimmt. Ist das erste Werkstück in der ersten Fließbandstation nicht in der vorgesehenen Weise durchgearbeitet worden, so fehlt es auf den folgenden Stationen an Werkzeug, Geschick und Zeit, die erforderlichen Arbeiten etwa nachzuholen. Oder wird das Band mit zu großen Materialmengen pro Zeiteinheit beschickt, dann kommt es zu Überforderung der Arbeitenden, zu Stauungserscheinungen ›am laufenden Band‹ und zu Verarbeitungsmängeln. Denken

wir beispielsweise an eine Autowerkstatt, deren Inspektionsdienst mehr an-
nimmt, als erfahrungsgemäß pro Tag bewältigt werden kann. (...) Die zu
hastige Mundverdauung löst einen weitreichenden Circulus vitiosus aus.«

Um beim Bild des Autos zu bleiben: Das schnellste Auto und das
beste Benzin nützen einem Autonarr wenig, wenn ihm die Straßen-
verhältnisse kein Fortkommen erlauben. Ebenso bringt die beste,
teuerste und gesündeste Bionahrung nichts, wenn sie schlecht gekaut ist. Wieviel Geld da unnütz zum Fenster hinausgeworfen wird!
Auch hierzu ein Statement von Dr. Loeckle:

Bionahrung

»Die idealste Ernährungsweise vermag dem einzelnen nur so viel zu
bringen, wie er selbst ihr abgewinnt. Immer ist es die Aktivität seiner
Mundverdauung, welche über die Qualität seines Stoffwechsellebens be-
stimmt. Nicht allein was er ißt, sondern vor allem wie er es ißt, das ent-
scheidet über Nutzen und Nachteil seiner Nahrung.«

Mir geht es bei diesem Plädoyer fürs richtige Kauen immer nur
um den Beweis von Effizienz und Zeitgewinn: »Ich habe keine Zeit
zum Kauen.« Welcher Ignorant traut sich jetzt noch, das zu sagen?
Wer läßt sich nicht gerne zu seinem Vorteil beeinflussen?

Effizienz und Zeitgewinn

Dr. Loeckle weist noch auf einen anderen Zeitgewinn hin: *»Eine*
Temperaturerhöhung um zehn Grad bringt eine Verdoppelung der chemi-
schen Reaktionsgeschwindigkeit. Denn auch durchwärmt wird jede Nah-
rung im Kauprozeß der Mundverdauung, so daß sie wohltemperiert in die
tieferen Verdauungsabschnitte gelangt, vorbereitet in vielfacher Hinsicht.«

Dynamisches Kauen und genußvolles Ausschmecken bewirkt eine
Temperaturerhöhung von zehn Grad. Und damit bei der Aufschließung des Bissens im Mund und eine »Etage tiefer« eine Verdoppelung der chemischen Reaktionsgeschwindigkeit. Doppelt so
schnell aufgeschlossen, doppelt so schnell fertig! Kauen kostet keinen Mehraufwand an Zeit. Ganz im Gegenteil. Kauen bedeutet:
Optimal powern!

- Der Bissen nimmt schneller Geschmack an.
- Der Bissen ist schneller verflüssigt.
- Der Bissen ist schneller verdaut.
- Der Bissen ist schneller verwertet.
- Der Stoffwechsel arbeitet besser.
- Wir sind schneller satt.
- Wir sind schneller bei Kräften.
- Wir sind schneller konzentriert.
- Wir sind schneller mit unserer Arbeit fertig.
- Wir sind schneller wieder entspannt.
- Rundherum fühlen wir uns schneller glücklich!

Ganz nebenbei bewirkt Kauen eine exzellente Ausbildung der Kaumuskeln und Drüsenfunktionen. Dadurch wird unser Geschmacksinn mit jedem Bissen feiner, virtuoser. Alle unsere Sinne erwachen zu neuem Leben, nur durch diese eine Bewegung von Ober- und Unterkiefer, die man beim Essen ohnehin betätigt. Jetzt eben nur richtig! Wenn das kein Hit ist für alle Fans von Geschwindigkeit und Effizienz.

Kauen ist effektive Kapitalanlage

Alles soll heutzutage schneller gehen und viel bringen. Kauen ist eine schnelle und effektive Kapitalanlage, bei der man kein Risiko einzugehen braucht. Unabhängig von der wirtschaftlichen Konjunktur, von den Kursen an der Börse und Krisen aller Art, investierst Du in die Zukunft mit einer Riesenrendite. Kauen ist Dein Wohlstand!

Das »unwirtschaftliche Verhalten« des Schlingers bewirkt eine ganze Verkettung von Fehlschaltungen im Organismus, was naturgemäß Energie und Kraft kostet. Gehirn und Nervenzentren werden zusätzlich gefordert, damit der überlastete Magen und der Darm zu Rande kommen. Dr. Loeckle geht sogar noch einen Schritt weiter:

»Die durch hastiges Essen eingesparte Zeit wird auf lange Sicht weit überboten durch den daraus folgenden Zeitverlust im ärztlichen Wartezimmer, bei Laboruntersuchungen und Heilmaßnahmen, von Beschwerden und Genesungsrisiko einmal abgesehen.«

> Der schlampige Kauer betreibt unnötigen Raubbau an seiner Gesundheit, Zeit und Geld!

Kauen bringt Zeitgewinn!

Kauen bringt nur Zeitgewinn! Die Leistungsminderung, die man nach einer Mahlzeit hat (und dann mit Kaffee oder einer Zigarette auffängt), ist nicht normal. Bei guter Nahrungsverwertung ist man nach dem Essen fit!

Die unzähligen zeitaufwendigen und ermüdenden Zwischenmahlzeiten fallen alle weg, weil der gefährliche Gewohnheitshunger sich in Windeseile verabschiedet. Auch das bedeutet Zeitgewinn!

Zeitgefühl

Du wirst ein Meister des richtigen Zeitpunkts. Du erledigst Dein Tagwerk viel frischer und mit mehr Elan, bist in Deiner Arbeit dynamischer, erfolgreicher und schneller fertig. Dein Zeitgefühl ist ein anderes, gibt Dir das Gefühl, mit der Zeit richtig umzugehen.

> Dynamische Kraft lebendigen Kauens bewirkt auch dynamische Kraft lebendigen Tuns!

Lust auf Bewegung

Diese Leidenschaft, dieser Elan erfaßt jeden, der richtig kaut. Kauen macht Lust auf Bewegung. Auto fahren ist plötzlich out. Dein Fahrrad ist Dein Porsche! Ich bin radsüchtig – nicht erst seit Jan Ullrich –,

ReformhausKurier 8/17 – Slow, slow, slow

Zu Ihrem großartigen Artikel über Jürgen Schillings Buch „Kau Dich gesund!" und das genussvolle Schmauen möchte ich Ihnen ganz herzlich Danke sagen. Ich habe in kürzester Zeit sehr positive Erfahrungen mit dem Schmauen gemacht. Ich hatte Probleme mit Reizdarm, was nach zwei Tagen dank Schmauen schon vollkommen weg war und auch so geblieben ist. Einer Bekannten habe ich Schmauen auch empfohlen. Sie leidet schon jahrzehntelang an Reizdarm und hatte täglich Durchfälle, dieses Problem war auch nach zwei Tagen ausgeheilt. Das ist echt unglaublich. Wir möchten uns für Ihren Buchtipp wirklich sehr bedanken. Ich empfehle dieses wertvolle Buch im Moment jedem weiter, da es meiner Meinung nach wirklich ein Segen für die Gesundheit der Menschen ist.

ihn dominieren, jeden Schluck bewußt ja sogar unbewußt steuern können.

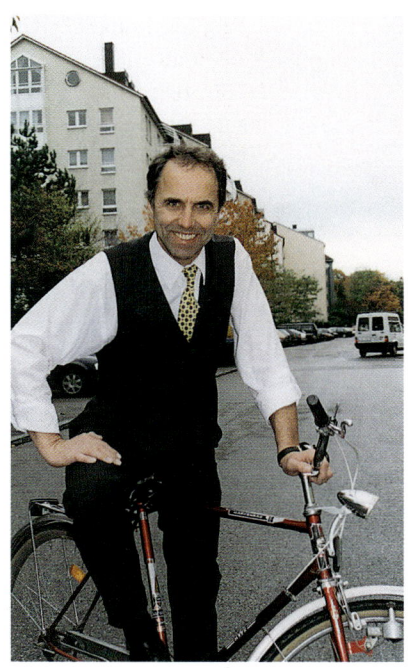

Abb. 14:
Ohne Rad wäre mein Leben ein Irrtum!

Neue Kautechnik vervollkommnet NLP

Wenn das Gehirn einmal auf den Geschmack gekommen ist, läuft sowieso alles von selbst. Du hast dann keine Chance mehr, zu Deiner alten Eßweise zurückzukehren. In Wirklichkeit wurzelt unser (Eß-) Verhalten in unserem Nervensystem und basiert auf jenen physikalischen und neuralen Verbindungen die Amerikas NLP-Papst Anthony Robbins (»Das Power-Prinzip«) als Neuroassoziationen bezeichnet:

NLP-Papst Anthony Robbins

»Wenn wir etwas zum ersten Mal tun, stellen wir eine physikalische Verbindung her, einen dünnen Nervenstrang, der uns auch in Zukunft den Zugriff auf dieses Gefühl oder Verhalten gestattet. Mit jeder Wiederholung dieses Verhaltens stärken wir die neurale Schaltverbindung und fügen einen weiteren Strang hinzu. Findet die Wiederholung oft genug statt und findet die Wiederholung mit großer emotionaler Intensität statt, können wir viele Stränge gleichzeitig integrieren und die Festigkeit dieses Gefühls- oder Verhaltensmusters erhöhen, bis wir schließlich eine Art Standleitung für diese Verhaltensweise oder Empfindung geschaffen haben. In diesem Fall sehen wir uns gezwungen, ständig auf eine bestimmte Weise zu fühlen oder zu handeln. Mit anderen Worten, diese Verbindung ist zu einer neuralen ›Schnellstraße‹ geworden, einer Verhaltensroute, die wir automatisch *und kontinuierlich einschlagen. Diese Neuroassoziation ist eine biologische Realität.«*

Daher ist der Power-Kauer irgendwann regelrecht unfähig, auch nur einen Bissen zu schlucken, bevor dieser nicht vollkommen verflüssigt und ausgeschmeckt ist. Du wirst nach dem Lustprinzip zum Glück gezwungen.

> Die in diesem Buch beschriebene Kautechnik, also die Neuprogrammierung des Schluckaktes, erklärt ganz nebenbei noch die Wundertechnik des NLP (Neurolinguistisches Programmieren), die im Moment soviel Aufsehen erregt. Angst wird in Kraft umgewandelt, Negatives in Positives.

Schmauen vervollkommnet NLP (bestätigte mir sogar ein NLP-Experte), denn die bisher kaum trainierbaren Sinne Geschmack (= gustatorisch) und Geruch (= olfaktorisch) werden jetzt mit jeder Kaubewegung vortrefflich ausgebildet.

Ich selbst bin auch NLP-begeistert, seit ich im April '97 barfuß über 700 Grad heiße glühende Kohlen gegangen bin. Angeleitet wurde ich dabei von Emile Ratelband aus Holland, ein Schüler von Tony Robbins. Ein Besessener, ein Verrückter, ein Ausbund an Leidenschaft. NLP explodierte in ihm wie eine Bombe, als er 1986 – am Boden zerstört – auf einem Campingplatz in Malibu, Californien, Tony Robbins' Buch »Unlimited Power« in die Hände bekam. Von da an hatte Emile nur noch einen Wunsch: Das NLP-Prinzip zu verinnerlichen, danach zu leben und NLP nach Europa zu bringen. Es gelang, weil er daran glaubte, weil er die Idee sofort in die Tat umsetzte. Schon über 500 000 Menschen hat Emile Ratelband mit seinen außergewöhnlichen Powerseminaren entzückt. Er ist der erfolgreichste Motivationstrainer Hollands. Gerade ist er dabei, Deutschland zu

Emile Ratelband

Abb. 15: Der Autor zusammen mit Emile Ratelband, dem holländischen »Feuerläufer«.

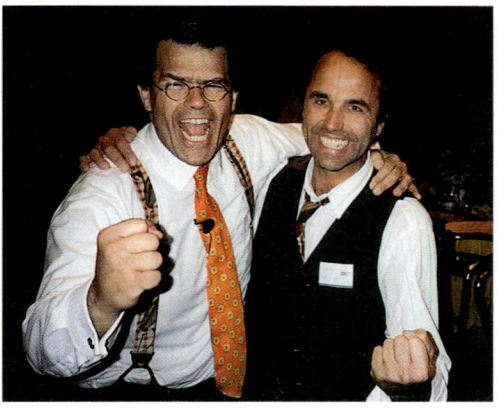

erobern. Er hat mich erobert. Emiles Prinzip ist: die Leidenschaft und das blitzschnelle Erreichen, Ergreifen eines Zieles. Mit dieser Einstellung sind wir geistige Brüder, Emile!

»Tsjakkaa« heißt das Zauberwort, mit dem Du uns »geankert« hast: Ein Problem ist kein Problem mehr, sondern eine Herausforderung. Dies ist auch mein Prinzip. Es sollte das Prinzip aller Menschen sein. Das Erlebnis, barfuß über rotglühende Holzkohlen zu »powern«, mal eben ganz locker die andere Seite des Feuerteppichs zu erreichen. Das Ganze ist nur ein Spiel! Tsjakkaa! Das kleinkarierte Denken hat im Leben keine Chance mehr. Oder um es mit William James zu sagen:

»Das stürmische Wogen der aufgeregten Oberfläche läßt die tiefen Gründe des Weltmeeres unangerührt; wer in größeren und dauernden Wirklichkeiten verankert ist, dem erscheinen die stündlichen Wechselfälle seines persönlichen Geschicks als verhältnismäßig unwichtige Dinge.«

Emile, das ist es! Tsjakkaa!

Wenn mein Kau-Buch auch nur annähernd so verschlungen wird, wie ich Emiles Buch »Der Feuerläufer« verschlungen habe (in diesem Fall ist schlingen erlaubt, sogar ein Muß!), dann landet kein Bissen mehr auf dieser Welt unverdaut im Magen. Dann ist positive Power in allen Menschen. Alles ist erreichbar, was man erreichen möchte. Alles ist möglich, wenn man nur ein Ziel hat. Der Feuerlauf beweist es.

Positive Power

> Jede schlechte Macke kann man sich abtrainieren, wenn man nur will und weiß wie. Unser Kau-Jogging zeigt somit auch die Grundstruktur für eine Verhaltensmodifizierung, für die totale Umkehr!

Kau-Jogging

Wer richtig kauen gelernt hat, erreicht jedes Ziel. Für den Power-Kauer gibt es keine Grenzen mehr. Er sucht Grenzüberschreitungen, psychisch wie physisch. Das einzige Berechenbare ist das Unberechenbare, alles andere wäre für den Power-Kauer die Vorbereitung auf den Tod. Fast möchte ich sagen: Durchs Kauen lebt der Mensch, durch hastiges Runterschlingen existiert er nur.

Abb. 16: Ein Schmauer muß auf nichts verzichten!

Noch ein Punkt zum Thema Zeitgewinn: Die neue Kaulust ist wie ein schöner Gedanke, der uns beglückt. Positive Gedanken kosten auch keinen Zeitaufwand. Gedanken laufen den ganzen Tag in uns ab und werden auch mit anderen Tätigkeiten oft unbewußt verbunden. Ein aktuelles Beispiel: Ich war kürzlich bei einer netten Arztfamilie eingeladen. Wir unterhielten uns angeregt übers Kau-Buch. Frau Klussmann gab mir noch Kuchen mit. Erst um ein Uhr früh kam ich nach Hause und wäre gerne gleich zu Bett gegangen, doch ich wollte noch ein paar Dinge für den nächsten Tag vorbereiten. Ich war müde, also schnitt ich ein Stück von Frau Klussmanns phantastischem Kuchen ab, zerteilte es in viele kleine Stückchen,

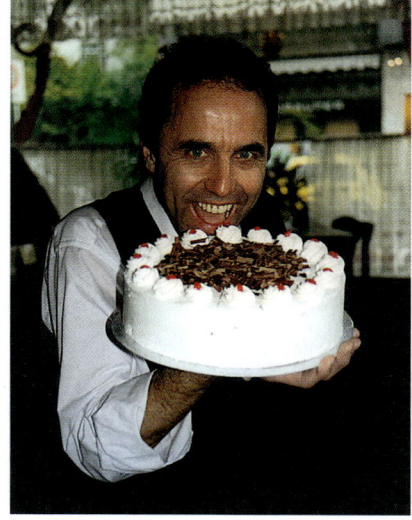

nahm davon nebenher immer wieder ein kleines Stückchen in den Mund und schmeckte es mit meiner ganzen Liebe aus.

Spätes Essen

> Wenn Du die Nahrung so zu Dir nimmst, ist richtiges Kauen keine Zeitfrage mehr, und spätes Essen auch keine Gewichtsfrage mehr. Auch Naschsünden gehören der Vergangenheit an, denn so kann Naschen keine Sünde sein!
> Im Gegenteil: Wer so sündigt, wird sogar schlank.
> Naschkatzen dürfen wieder aufatmen.

Durchs Ausschmecken, ja zelebrieren der süßen Kostbarkeit in Deinem Mund, wird der (sonst dickmachende) Kuchen bereits im Mund in verwertbare Zuckerbausteine verwandelt, abgebaut, setzt also im System keinen »Speck« an. Wie schon beim Brot, nimmt das Gehirn durch die schnelle Absorption über die Mundschleimhaut die Nährstoffe schneller auf. Ergebnis: Der Seretonin-Stoffwechsel, der »Lustmacher« wird schneller angeregt, wir fühlen uns schneller wohl, und das sogar ohne Schuldgefühle, weil wir den Kuchen richtig verwertet haben. Vorteile um Vorteile:

- ■ Süßes macht nicht dick.
- ■ Du darfst auch nachts noch essen, was Dir fast jeder Ernährungs-Guru verbietet.
- ■ Der Seretonin-Spiegel (Lustgefühl) steigt schneller, das bedeutet Zeit- und Lustgewinn!

Früher einsetzendes Sättigungsgefühl

In den Schriften meines verehrten Mentors Dr. Gerhard Brand fand ich eine interessante Erklärung für das früher einsetzende Sättigungsgefühl:

»Ein würfelförmiger Bissen von 1 cm^3 kann ohne Schwierigkeit auf einmal verschluckt werden, die Angriffsfläche für die Verdauungssäfte im Magen-Darm beträgt dann 6 cm^2. Bei ausgiebigem Kauen ist eine Verkleinerung bis zu einer Teilchengröße von 1/1000 mm^2 möglich, das ergibt eine Kontaktfläche von 6 m^2!

Nach F. X. Mayr soll man nur essen, wenn man wirklich hungrig ist und beim ersten zarten Sättigungsgefühl aufhören. Dieses Gefühl tritt ein, wenn die Schleimhaut des Magens, der die zweite wichtige Station des Verdauungsapparates darstellt, auf ganzer Fläche Berührung mit dem Nahrungsbrei hat.«

> Die Gleichung lautet also:
> Hundertfache Verkleinerung im Mund schafft hundertfache Vergrößerung auf der Magenschleimhaut! Welch ein Multiplikator!
> Du spürst sofort Sättigung, und Dein Gaumen ist befriedigt.

Wer dagegen ganze Brocken schluckt, wird erheblich mehr Nahrung essen müssen, bis er das Gefühl hat, satt zu sein.

Einfache Nahrungsmittel

Aus dem »zu schnell« resultiert das »zuviel, zu oft, zu fett, zu süß«! Ein »schneller Rutsch« ist daher kein »guter Rutsch« und kostet im Endeffekt eine Menge Zeit mehr.

Als überzeugter Kauer entdeckst Du in den einfachsten Nahrungsmitteln den Reichtum, die wirkliche Delikatesse. Der Grund: Nur bei einfacher, unverdorbener Qualität kannst Du während des Kauens über die Speichelkraft eine Geschmackssteigerung erleben, die von Kaubewegung zu Kaubewegung immer größer wird.

> Die vielen (teuren!) Schein-Delikatessen können Dich plötzlich nicht mehr reizen. Du empfindest beim Schmauen von einfacher Kost die allerhöchste Lust. Verfeinerte, denaturierte Kost ist Belästigung.

Du wirst am Kauen und Ausschmecken so viel Spaß haben, daß Du diese neue Liebe am liebsten allein genießen möchtest, ohne Dich von etwas anderem ablenken zu lassen. Aber es funktioniert auch mit Ablenkung. Zur Beruhigung für die (noch) Zeitgestreßten: Du entdeckst die Tricks für Koordination selbst.

Die Kunst des Ausschmeckens läßt Du Dir um nichts mehr in der Welt entgehen. Im übrigen: Was hat es für einen Sinn, wenn Du Dein Essen hinunterschlingst, es sei denn, Du hast es eilig zu sterben?

> Was man liebt, das kostet keine Zeit. Es schenkt uns Zeit. Es kommt immer nur auf die Bedeutung an!

»Bereichern kann mich nur, wer mich die Spanne Zeit zwischen Sonnenaufgang und Sonnenuntergang höher achten und weiser nützen lehrt. Das ist das Maß des Menschen: Seine Auffassung von der Bedeutung des Tages.«

In diesen weisen Spruch von Ralph Waldo Emerson möchte ich mich gerne einblenden und in bezug auf unsere neue Kautechnik sagen:

»Bereichern kann mich nur, was mich die Spanne Zeit zwischen Sonnenaufgang und Sonnenuntergang höher achten und weiser nützen lehrt. Das ist das Maß des glücklich lebenden Menschen: Seine Auffassung von der Bedeutung des Bissens.«

Bedeutung des Bissens

Sinnlos und uneffektiv vergeuden wir oft unbewußt unsere wertvolle (Lebens-)Zeit. Und haben dann keine Zeit zum Kauen. Übers Schmauen kommt alles wieder ins Lot. Alle unsere Sinne erwachen wieder und werden mit jeder Kaubewegung neu geschärft. Fazit:

Gewinn an
Lebens-
qualität

Zeitgewinn, Geldgewinn und Gesundheit, kurz, ein enormer Gewinn an Lebensqualität.

»Gebt mir einen Hebel, der lang genug, und einen Angelpunkt, der stark genug ist, dann kann ich die Welt mit einer Hand bewegen.« (Archimedes)

Und noch ein Zeitgewinn, den uns richtiges Kauen schenken kann: *»Wenn es auch unwahrscheinlich klingen mag, so darf man doch der festen Überzeugung sein, daß der Mensch späterer Jahrhunderte durch bewußte Modifikation seiner Ernährung und Lebensweise nicht nur die Maximallebenszeit von 169 Jahren öfter erreichen wird als bisher, daß er vielmehr dieses Maximum noch um ein gehöriges übertreffen und es ihm vielleicht vergönnt sein wird, 200 oder noch mehr Jahre zu leben.«* Diese Sätze schrieb der Münchner Arzt Dr. von Borosini vor ungefähr 80

Horace
Fletcher

Jahren. Dr. von Borosini stieß über den Amerikaner Horace Fletcher auf die Entdeckung des richtigen Kauens. Zu diesem Zeitpunkt schwerkrank, kaute er sich im Alter von 40 wieder gesund – ähnlich wie Fletcher. Und ähnlich erging es mir 41jährig am 20. Juli 1990. Von der wunderwirkenden Kraft des Kauens infiziert und fasziniert,

Einfache
Gesundheits-
idee

möchte ich diese so einfache Gesundheitsidee weiterreichen. Ich möchte am liebsten jeden Menschen auf diesem Planeten damit erreichen.

Last but not least soll eine letzte Sorge erwähnt werden, die in Zusammenhang mit dem gründlichen Kauen oft geäußert wird: daß ein

Unterhaltung
bei Tisch

solches Verhalten der Unterhaltung bei Tisch Abbruch tut. Meine Antwort: Das Gegenteil ist der Fall. Einfach die anderen reden lassen! Dies fördert sogar die Kommunikation.

> Mein Tip: Schweige und kaue! Du hast nur Vorteile:
> - Du erlebst den Wohlgeschmack des Bissens intensiver.
> - Du verwertest das Genossene besser.
> - Du gewinnst durchs Schweigen am schnellsten Freunde.

Stell höchstens zwischendurch eine interessante Frage, damit der andere immer schön weiterredet. Du kannst dann in aller Ruhe weiterkauen und optimal verdauen. Zuhören ist eine Kunst, die in unserer lauten Zeit kein Mensch mehr beherrscht. Beim Kauen kannst Du diese seltene Begabung wunderbar trainieren, ja virtuos ausbilden. Während des Essens zuhören bringt Dir in der Kommunikation den ganz großen Erfolg:

- Du erfährst etwas über Deinen Tischnachbarn.
- Du erfährst grundsätzlich Neues, Informatives.
- Du machst Dich bei Deinem Gesprächspartner beliebt.

Meistens nervt ja der, der zuviel quatscht. Diese Sorge bist Du jetzt los, denn Du möchtest ja gern kauen. Auf der anderen Seite nervt Dich der andere mit seinem Gerede nicht, weil Du unterdessen in der größten Gemütsruhe weiterkauen kannst. Beiden ist also gedient. So einfach ist das. Kauen macht Dich zum Diplomaten. Kauen macht Dich erfolgreich bei allen Mitmenschen, Du kannst damit sogar Karriere machen.

Ein Power-Kauer wird auch niemals jemanden, der gerade ißt, ansprechen, was ja durchaus üblich ist, aber die größte Unsitte darstellt. Man bringt den anderen dadurch in Verlegenheit und verführt ihn zum schnellen forcierten Schlucken! Wenn ein Schmauer während des Essens überhaupt spricht, dann nicht **zum** Bissen, sondern **zwischen** den Bissen. Dadurch wird man auch noch viel schneller satt!

Als überzeugter Kauer ist Deine ganze Konzentration im Mund versammelt. In diesem Augenblick interessiert Dich absolut nichts anderes, als möglichst intensiv das Geschmackserlebnis im Mund zu erleben. Sören Kierkegaard beantwortete die Frage »Was ist beten?« folgendermaßen:

»Zuerst dachte ich, es sei sprechen. Dann dachte ich, es sei schweigen. Jetzt weiß ich, es ist zuhören!«

Kauen und Schmauen ist in der Tat die effektivste, genußvollste und gewinnbringendste Lebensweise. Es hilft, das Beste aus dem Leben herauszuziehen mit einem Minimum an Anstrengung und Kosten. Dynamisches Kauen ist das praktischste, einfachste und genußvollste System einer zukunftsweisenden Lebensökonomie und -ökologie. Jeder nutzt seine Anlagen optimal aus, und alle haben Vorteile dabei!

Gerade für die hektischen Zeitgenossen ist dynamisches Kauen von lebenswichtiger Bedeutung. Die Zeit, die dem heutigen Menschen zu schnell vergeht, verleitet ihn unwillkürlich auch zum schnellen Runterschlingen der Nahrung.

Hektische Zeitgenossen

Mit der einmal erlernten Kautechnik kann der Gestreßte – sogar während des Essens – noch andere Dinge im gewohnten Tempo weiter erledigen. Denn er steuert seinen Bissen unbewußt richtig, bis dieser schluckreif im Magen landet.

Zeitgewinn war das Thema in diesem Kapitel. Meine Schlußfrage lautet deshalb: Was ist der allergrößte Zeitverlust?
    Antwort: Nicht richtig kauen!

Glücklich sein heißt richtig kauen

Das Lustprinzip

Unsere Wohlstandsgesellschaft zeichnet sich dadurch aus, daß sich immer mehr Menschen nicht mehr wohl fühlen. Insgeheim hat jeder den Wunsch nach Einfachheit, doch die Umsetzung klappt nicht.

Heilsame Neuordnung

Die Werbung sorgt dafür, daß es bei diesem Frustgefühl bleibt. Viele Kranke und Scheingesunde sind in ihre negativen Gewohnheiten derartig verliebt, daß sie sich nur sehr ungern zu einer heilsamen Neuordnung bereitfinden.

Dr. Erich Rauch konstatiert:

»Selbst so einfache und bewährte Anordnungen wie: Einschränkung im undisziplinierten, unmäßigen Essen, im großen Süßigkeitenverzehr, im vielen Rauchen und Kaffeetrinken, finden in der Mehrzahl der Fälle taube Ohren. Und dies so lange, bis ärgste Krankheitsnot alle Bequemlichkeit oder Willensschwäche überwinden lassen.«

Ich denke, daß dieses »kranke« Verhalten normal ist. Gerade darin erkennen wir, wie sehr der Mensch ein Lustwesen ist, das streng nach dem Lustprinzip handelt. Sein ganzes Leben ist eine Jagd nach Lusterlebnissen. Vielleicht wird diese Realität noch immer unterdrückt. Die Begierde nach Lusterfüllung wird dadurch nur um so größer. Die verbotenen Früchte schmecken nun mal am besten. Rationiertes hat die größte Anziehungskraft. Verbote regen die Lust aufs Verbotene erst recht an, das erfährt jede Mutti im Umgang mit ihren Kindern. Ich rate den Muttis immer: Verbieten Sie ihren Kindern doch mal Vollkornbrot, Obst und Gemüse. Und erlauben, ja, befehlen sie im Gegenzug ihren Kindern, Fast-Food und Süßigkeiten zu essen. Sie werden staunen, wie schnell ihre Kinder Vollkornbrot, Obst und Gemüse lieben.

Von Lichtenberg gibt's einen herrlichen Spruch:

»Schade, daß es keine Sünde ist, Wasser zu trinken, wie gut würde es schmecken!«

Handeln nach dem Lustprinzip

Darin liegt wohl ein Geheimnis der (Selbst-)Erziehung. Wir denken, fühlen und handeln streng nach dem Lustprinzip. Weil über dieses Prinzip kaum ein Mensch richtig aufgeklärt ist, läuft in dieser

Welt wohl alles verdreht ab. Viele schlechte krankmachende Gewohnheiten entstehen so unnötigerweise. In »Das Gesetz von Lust und
Unlust« faßt es Hirt noch mal zusammen:

*»Die Motive des menschlichen Denkens und Handelns sind immer und
in jeder Lebenslage die gleichen: Lust zu erleben und Unlust zu vermeiden.«*

Gerade an dem obengenannten Beispiel von Dr. Rauch kann man
dieses Naturgesetz gut erläutern. Unmäßiges Essen, Süßigkeiten,
Rauchen und Kaffeetrinken wird der Mensch nicht lassen können,
solange es ihm Lust bereitet. Er fühlt sich wohl dabei. Dieser Genuß   **Genuß**
ist für ihn unter Umständen der Sinn des Lebens. Davon kriegt ihn
keiner weg. Es sei denn, er selbst verändert seine »Symbole«. Daß er
z. B. einen Teil seines Lustempfindens nicht mehr mit Kaffee oder
Zigaretten befriedigt und kompensiert, sondern dafür ein anderes
größeres Lustgefühl entdeckt. Zum Beispiel eine neue Liebe, für die
man Zigaretten oder Kaffee gerne aufgibt.

> Auf diese Weise übertrifft auch das neue Lustgefühl beim richti-
> gen Kauen das alte Lustgefühl des Runterschlingens. Nicht mehr
> das gierige Reinstopfen von Riesenmengen bereitet jetzt den ge-
> wünschten Eßgenuß, sondern das Auskosten und Ausschmecken
> eines jeden Bissens.

Es besteht ein regelrechtes Unvermögen, wieder zur alten Eßweise
zurückzukehren.

Daher glaube ich fest daran, daß diese so einfache Kunst des richtigen Kauens und Ausschmeckens noch viel Gutes bewirken kann,
wenn die Menschen erst mal auf den richtigen Geschmack gekommen sind. Kein Food-Designer und keine (Industrie-)Macht der Welt
wird uns dann je noch mal von der rechten Eßweise abbringen. Weil
wie bei jeder anderen erfolgreichen positiven Verhaltensänderung   **Erfolgreiche,**
das Lustgefühl Zünglein (hier im wahrsten Sinne des Wortes) an der   **positive**
Waage gespielt hat.   **Verhaltens-**
änderung

Schon Goethe hat gesagt:

»Die Kraft ist schwach, allein die Lust ist groß.«

Und von Kaiserin Maria Theresia, einer klugen Frau der Geschichte, gibt es eine herrliche Anekdote, die das Lustprinzip veranschau-
licht. Es wird berichtet, daß Kaiserin Maria Theresia ihrem Leibarzt
van Swieten keine gehorsame Patientin war. Alle Mahnungen, be-
scheidener zu essen, hatten wenig Erfolg, obwohl es der Kaiserin
fortlaufend schlechter ging. Da ließ sich der Arzt bei einem Festmahl
einen Kübel bringen und warf in diesen von jeder Speise und jedem
Getränk so viel hinein, wie die Kaiserin zu sich nahm. Zu später
Nachtstunde fragte sie ihn, was er da eigentlich mache. Da nahm

van Swieten den Kübel, in dem sich aus Suppe, Fisch- und Fleisch-teilen, Soßen, Torten, Schlagrahm und Getränken eine widerwärtige Brühe gebildet hatte, und hielt ihn der erstaunten Kaiserin unter die Nase:

»Um zu zeigen, wie es in Eurer Majestät Magen jetzt aussieht!«

Da erst verstand die Kaiserin, daß eine so zersetzte Brühe im Leib eine Krankheitsquelle ist. Sie vergiftet das Blut, verdirbt die übrigen Säfte und erzeugt Leiden. Maria Theresia befolgte ab nun alle Vor-schriften und wurde wieder gesund. Der Beweis, wie auch Ekel prompte Umkehr ermöglichen kann. Das neue Verhalten von Maria Theresia war inspiriert von der Lust, Unlust zu vermeiden.

Trennkost Viele Menschen haben ihr Eßverhalten aus Unlust geändert und ernähren sich nach dem Prinzip der Trennkost.

Der Sinn der Trenndiät besteht in der vernünftigen Kombination von Lebensmitteln. Manche Menschen tun sich damit etwas schwer, weil sie auf eine beliebte Kombination bei einer Mahlzeit verzichten müssen (zum Beispiel auf Nudeln zum Fleischgericht). Durchs rich-tige Ausschmecken erübrigt sich Trenndiät. Die wieder intakten Sin-nesorgane Appetit und Geschmack trennen, führen und beschützen auf natürlichste Weise. Das, was dem gereinigten Gaumen gut schmeckt, ist von Haus aus die richtige Lebensmittelkombination. Nicht aus der Vielfalt, sondern aus der Einfachheit gewinnt ein Schmauer die Delikatesse. Vielfalt verwirrt, weil es den Wohlge-schmack der Einfachheit verzerrt. Du trennst daher die Nahrung instinktiv richtig. Fast vier Millionen Menschen haben sich das Trennkost-Buch »Fit for life« gekauft. Ich bin überzeugt, daß sich diese verliebten Trennköstler und potentiellen Säftetrinker ebenso schlagartig in potentielle Ausschmecker verwandeln, wenn sie her-ausfinden, daß ihr kostbarster Saft noch brachliegt: die Saliva, die größte aller ungenutzten Kapitalreserven. Wozu Trennung von außen, wenn doch Saliva von innen trennt!

Übrigens: Kinder sind von Natur aus Trennköstler. Man kann häufig beobachten, daß sie mit ihren noch intakten Sinnen, den Käse oder die Wurst vom Brot nehmen und das Brot oder nur Käse und Wurst allein essen. Perfekt! Leider sind diese Natur-instinkte durch Erziehung und gesellschaftliche Einflüsse schnell verbogen.

Ausschmecken bewirkt, daß die Kindheit neu erwacht. Und die ursprünglichen Instinkte wieder ausbrechen. Von Kaubewegung zu Kaubewegung wächst die Sensibilisierung des Geschmack-

sinnes und erhebt uns zu einer Erlebnisfähigkeit, die sich auf alle
anderen Lebensbereiche überträgt: auf unser geistiges, seelisches
und körperliches Erleben.

Eine positive Kettenreaktion wird ausgelöst. Du konsumierst nur
noch das, was Du wirklich brauchst und was Dir wirklich nützt.
Spielst nicht mehr »Schluckomat« industriell vorverdauter Nahrung
und reagierst nicht mehr blind reflexartig auf jeden Innen- und
Außenreiz.

Genußvolles Ausschmecken ist ein Kompaß, der Dich verläßlich
und mit Genuß durch den Dschungel des Konsumrausches führt,
ohne daß Du Schaden nimmst. Alle Reize und Verführungen, alle
diese Plagegeister, Störenfriede und Nervensägen wirst Du zwar weiterhin wahrnehmen, aber sie bedeuten Dir nichts mehr, zumindest
nicht mehr so viel wie früher. Verzicht bedeutet für Dich nicht mehr
Verzicht.

Du kennst ein schöneres Wort dafür: Genuß! Eine Metamorphose
– geistig, seelisch und körperlich – verzaubert und erneuert Dein Leben. Kein Teufelskreis mehr, nur noch ein himmlischer Kreis. Es gibt
keine Übergewichtigen und Kranken mehr, sondern Menschen, die
ihre Gesundheit, ihr Leben, selbst aktiv und mit Begeisterung »zwischen die Zähne nehmen« und sich damit lebendig auseinandersetzen. Diese lebendige Auseinandersetzung zwischen der eigenen
Natur als Stoffwechselorganismus und der äußeren Natur als Lebensmittel, diese genußvolle Ineinandersetzung mit dem Bissen im Mund,
hat mich nach einer 20jährigen Odyssee fast über Nacht geheilt.

Genuß statt Verzicht

Lebendige Auseinandersetzung zwischen der eigenen Natur als Stoffwechselorganismus und der äußeren Natur als Lebensmittel

Einfaches Kauen nimmt dem äußerlichen Begehren, an dem
heutzutage so viele Menschen leiden, jede Bedeutung. Und selbst
dem materiell Gesegneten ist es jetzt vergönnt, seinen Reichtum
zu genießen. Denn auch er spürt in seinem Mund das Wunder
der Schöpfung: Die Umwandlung von Speise in Körperenergie.
Wirklicher Reichtum ist der Reichtum, diese (Gaumen-)Freude zu
erleben.

Die positive Veränderung gegenüber früher macht glücklich. Schon
die alten Römer sagten: »*Prima digestio fit in ore.*« Zu Deutsch: »Die
erste Verdauung geschieht im Mund.« Der Mund ist der erste Magen.
Aber noch mehr: Der Mund ist die Quelle aller Lust. Warum ist diese
Ekstase im Mund, diese Euphorie, nicht in aller Munde?

Über die Hälfte der Bevölkerung ist nicht völlig gesund. Ohne Medikamente wären viele Menschen verloren. Das macht man sie zu-

Gesundheits-
wesen mindest glauben! Unser Gesundheitswesen ist nicht mehr zu be-
zahlen.

Dr. Ulrich Ibold aus Höxter fragt in der Fachzeitschrift Medical
Tribune:

»*Was hat die heutige Medizin aus dem Patienten gemacht?*« Und ant-
wortet:

»*Die Fortschritte der Medizin in den letzten Jahren liegen überwiegend
auf diagnostischem Gebiet, in der Therapie gibt es kaum nennenswerte
Fortschritte. – Mit viel Gerät ist man dem Patienten näher gekommen,
vom Menschen aber hat man sich weiter entfernt. (...) Ein guter Arzt ist,
wer die Praxis immer voll hat. Aber wenn ein Arzt wirklich ›gut‹ wäre,
dann müßte er seine Patienten nach und nach heilen, und die Praxis würde leerer und leerer. Im Krankenhaus sieht es genauso aus. Alles darf passieren, nur die Betten dürfen nicht leerstehen. Es wird selbstverständlich,
daß viele niedergelassene Ärzte, aber auch Krankenhaus-Chefs nach einigen Jahren vergeblicher ›Heil‹-Versuche ihr Augenmerk auf den eigenen
Verdienst lenken, denn: Wer nicht heilen kann, will zum Trost wenigstens
gut verdienen. Und so werden täglich Millionen Menschen durch die ›Ge-
sundheitsmühle‹ gedreht.*«

Wer heute nicht krank ist, kann nicht gesund sein. Der Gesund-
heits-Betrieb ist eher ein Krankheits-Betrieb. Der Verleger und Au-
genarzt Hans Biermann zeichnet in seinem Buch »Die Gesundheits-
falle« eine Horrorvision auf:

»*Eines Tages geht die Hälfte der Bevölkerung ins Krankenhaus zur Arbeit, um dort auf die andere Hälfte zu treffen, die behandlungsbedürftig in
den Betten liegt.*«

Und noch ein Gedanke von Dr. Brand:

»*Die irreführende Behauptung, daß es der Medizin gelungen sei, wesentliche Geheimnisse von Krankheit und Gesundheit zu erforschen und
die spektakulären Erfolge der ›Reparaturmedizin‹ haben zu einer kata-
strophalen Sorglosigkeit des westlichen Menschen bezüglich seines Gesundheitszustandes geführt. Man ist ja krankenversichert, unfallversichert, ta-
gegeldversichert, lebensversichert usw.*«

Gesundheits-
system im
alten China Da lobe ich mir das Gesundheitssystem im alten China: Der Arzt
wurde nur solange bezahlt, wie er in der Lage war, die Gesundheit
seiner Klienten aufrechtzuerhalten.

> Ein guter Arzt verhindert Krankheiten.
> Ein schlechter Arzt behandelt sie.

In der heutigen Zeit müßte ein guter Arzt auch von seiner guten Arbeit leben können. Das wäre die ideale Lösung für beide Seiten. Ärzte
und Patienten fördern, pflegen und genießen die Gesundheit mit Be-

geisterung und Phantasie. Das Gesundheitswesen würde wieder genesen. Doch dafür wäre ein Strukturwandel in der Gesundheitspolitik, ein totales Umdenken die Voraussetzung. Es würde sich lohnen.

Vor 100 Jahren erkrankte nur jeder Dreißigste an Krebs, heute bekommt jeder Dritte Krebs. Warum? Der Fortschritt bringt ein neues Krankheitsbild mit sich. Dr. Fritz Wiedemann schreibt dazu in »Die Kunst, glücklich zu sein«:

»*In den reichen Industriestaaten sind trotz des Wohlstandes Millionen unglücklich, depressiv, mit dem Leben und den Zuständen unzufrieden. Das optimale Wohlbefinden fehlt. Unser Geist hat in Technik und Medizin enorme Fortschritte gebracht. Er hat unsere Kräfte und unsere Fähigkeiten, Güter zu erzeugen, ins Gigantische gesteigert. Gleichzeitig aber ist unser Leben weitgehend sinnlos und ziellos geworden.*«

Welch Paradies auf Erden könnten wir mit den Errungenschaften der Technik schaffen, wenn wir Technik und Geist sinnvoll einsetzten. Ohne diese dringend notwendige geistige Wandlung brauchen wir uns nicht zu wundern, bald in einer Hölle zu landen, in der das Leben nicht mehr lebenswert ist. So schreibt Dr. Wiedemann weiter:

Errungenschaften der Technik

»*Ein neuer Lebensstil ist notwendig, weil das bisherige Verhalten, das unentwegte Begehren nach stärkerem Wirtschaftswachstum mit dem Ziel der Konsumvermehrung – zum Beispiel immer mehr Autos, obwohl die Städte damit schon verstopft sind – aus vielen Gründen unmöglich ist.*«

Der Kommerz hast viele Krankheitsbilder hervorgebracht, doch menschliches Verhalten zu ändern ist oft nur in Notsituationen möglich, wenn es keine Alternativen mehr gibt. Vielleicht müssen erst alle Straßen mit stinkenden Autos hoffnungslos zugestopft sein, bis sich die Menschen wieder erinnern, daß sie mit ihren Beinen auch gehen können. Den meisten ginge es besser, wenn sie gingen. Mancher würde sogar noch besser fahren, wenn er ginge.

! Drei Dinge tut der zivilisierte Mensch zuviel:
Er sitzt zuviel. Er ißt zuviel. Und er denkt zuviel.

Ich bin sicher, er denkt zuviel, weil er sich zuwenig bewegt. »Inaktivitäts-Atrophie« nennen das die Mediziner. Muskelmasse wird abgebaut, wenn man sich nicht bewegt. So geschieht es mit allen Zellen in unserem Organismus. Jedes Organ verkümmert, wenn es nicht bewegt wird. Bei der Ernährung und Verdauung, bei unserem Stoffwechsel, verhält es sich genauso. Doch hinterlassen hier die technischen Errungenschaften noch andere Spuren: gemeiner, hinterlistiger, sogar tödlicher Art. Aber selbst das »bewegt« die meisten Zeitgenossen nicht dazu, die Kaumuskeln zu bewegen. So wie der

Inaktivitäts-Atrophie

überzivilisierte Mensch nicht mehr aus dem Auto steigen möchte, weil es für ihn bequemer ist und schneller geht, so benutzt der moderne Mensch auch für seine Ernährung alle Neuerungen der Technik, um schneller satt, fertig und befriedigt zu sein. In Wirklichkeit ist er damit aber nur schneller auf dem Friedhof.

In Amerika ist die Situation wohl am extremsten, wie Anthony Robbins in »Das Power-Prinzip« beschreibt:

»Das Prinzip unverzüglicher Bedürfnisbefriedigung ist so stark in den Mittelpunkt gerückt, daß kurzfristige Lösungen (Fast-Food-Gerichte, Puddings ohne Kochen, Kekse aus der Mikrowelle) oft zu langfristigen Problemen werden.«

Was wir bei zu vielem Autofahren noch mit Jogging und Spaziergängen ausgleichen können, ist bei »moderner« Ernährungsweise nicht mehr wettzumachen. Wenn im Telegrammstil hineingeschlungen und runtergeschüttet wird, kommt sich der Organismus überlistet vor. Chaos entsteht in Körper und Geist, denn die wichtigen Aufgaben der Nahrungsaufschließung und -verwertung im Organismus werden übergangen. Ganze Verdauungsabschnitte liegen jetzt lahm, sind frustriert, weil ihnen nicht mehr die Beschäftigung (Bewegung!) zukommt, für die sie von Natur aus vorgesehen sind. Diese ignorierten Kräfte werden immer müder, erschlaffen, verkümmern, der Organismus schläft ein. Dadurch leistet auch der Stoffwechsel immer schlechtere Arbeit. Der Mensch wird krank. Zu wenig »innere« Power, Bewegungsarmut, kurz: Die Inaktivitäts-Atrophie ist dafür die Ursache.

Wichtige Aufgaben der Nahrungsaufschließung und -verwertung werden übergangen

Allein die Bewegung des Kauens durchbricht diesen verhängnisvollen Teufelskreis. Bevor das nicht begriffen ist, bevor nicht richtig gekaut wird, kann der Mensch nicht gesund und damit glücklich sein, kann auch unser Gesundheitswesen nicht genesen.

Mir kommt oft vor, als diskutiere man über Symptomatik und nicht über die Ursache des Problems. Letztlich erhöhen sich für die Versicherten wieder die Beiträge und Zuzahlungen, um das System zu finanzieren. Der Vergleich zur Tablette sei gestattet: Die tägliche Tabletteneinnahme gegen Schmerzen ist die Ursache für neue Schmerzen, eine Tatsache, die Dr. Rauch bestätigt:

»In der Tat besteht ein wesentlicher Teil der ärztlichen Tätigkeit schon in der Bekämpfung von Störungen, die durch Medikamente verursacht worden sind.«

Doch wie sollten Politiker und Verantwortliche das Problem auch lösen, wenn sie selbst nicht richtig kauen?

»275 Milliarden Deutsche Mark sind durch ernährungsbedingte Krankheiten im Jahre 1990 verlorengegangen. Das entspricht rund 11% vom Bruttosozialprodukt des Jahres 1990«, berichtet Peter Schwandt, Professor für Innere Medizin am Münchner Klinikum Großhadern.

Inzwischen ist diese Horrorbilanz dramatisch gestiegen. Diese Kosten fielen annähernd weg, wenn die Menschen im Besitz des richtigen Schluckreflexes wären und ihre Nahrung in der richtigen Weise zu sich nehmen würden. Sie wären glücklich und gesund. Doch solange es den Menschen Spaß macht, das eigene Leben, die eigene Gesundheit zu ruinieren (weil sie nichts Besseres entgegenzusetzen haben), wird sich nicht viel verändern. Dummheit macht krank! Viel mehr Geld müßte für sinnvolle konstruktive Aufklärung investiert werden. Selbstbegeisterung führt zur Selbstbemeisterung. An dieser Stelle das wunderbare Schlußwort aus Franz Xaver Mayrs Buch »Schönheit und Verdauung«:

Selbstbemeisterung durch Selbstbegeisterung

»Auf zum Kampfe gegen die Störung der Verdauung, dem innersten, heimtückischsten und vielseitigsten unserer Feinde! Auf, ihr alle, die ihr euch lieb habt und eure Lieben, eure Mitmenschen und euer Volk. Es ist der sicherste und zugleich einfachste und billigste Weg, um in der kürzesten Zeit Not und Elend aus der Welt zu schaffen, (...) Friede und Wohlstand dem einzelnen, den Familien und den Völkern zu geben (...)

Unmöglich ist es, Friede in der Welt zu erhalten, solange noch in der Menschen Adern Jauche mit dem Blute fließt. (...) Zu alldem ist der Kampf (gegen die Störung der Verdauung) so billig, der billigste, der je geführt, denn nichts zerstört er, was gut ist. Nur Schönes baut er auf und nichts verzehrt er vom Vermögen des Volkes, das er nicht in viel tausendfacher Menge ersetzen und sparen würde.«

Dieser Aufruf stammt von 1920! Um wieviel dringlicher und aktueller wäre dieser Aufruf erst heute. Es sind Worte, die mich total faszinieren, welche Begeisterung steckte in diesem Arzt F.X. Mayr! Welche Gewißheit, die Krankheit besiegen zu können! Durch seine Entdeckung, daß jeder Mensch schon mit einer Darmstörung aufgewachsen ist, dieses »Übel« aber so leicht zu kurieren wäre, wenn nicht diese Ignoranz wäre.

> »Die schlimmste Krankheit ist die Dummheit!«
>
> (Dr. med. F.X. Mayr)

Krank aus Unwissenheit?

Meine Beobachtungen haben ergeben, daß kaum jemand interessiert ist, etwas dagegen zu tun, weil er nichts Besseres kennt oder nicht daran glaubt, daß es Besseres geben könnte. Man ist so aufgewachsen, kennt nichts anderes als Krankheit. Es fehlt die Vergleichsmöglichkeit. Kein Mensch weiß, wie er sich fühlen würde, wenn sein Darm in Ordnung wäre oder sich in noch besserem Zustand befände. Kein Mensch weiß, wieviel besser und glücklicher er sich fühlen würde, wenn er den Bissen ausschmeckt. Daher die Ignoranz.

Von dem Kabarettisten Volker Pispers habe ich einen tollen Satz aufgegriffen, der herrlich zur Ignoranz paßt: Wir verhalten uns wie einer, der jeden abend um den Block geht und jeden Abend »in den gleichen Scheißhaufen tritt, aber behauptet, es gäbe keine Alternative«. Die andere faule Ausrede ist: »Ich habe keine Zeit«, die wir im vorangegangenen Kapitel aber schon widerlegt haben.

Es braucht sich also niemand zu wundern, daß selbst 80 Jahre nach F.X. Mayr die Wirklichkeit so aussieht: Die meisten Menschen geben ihre Mündigkeit an der Arztpraxistür ab. Der eigene Körper ist ein Fremdkörper, über den der Arzt bestimmen soll, ganz nach dem Motto »*Grüß Gott, Herr Doktor, wie geht's mir?*«

Eine neue Studie hat ergeben, daß 50% der operierten Menschen nicht mal wissen, warum sie operiert wurden.

> Kein Mensch weiß über seinen Organismus richtig Bescheid, und deswegen empfindet keiner Verantwortlichkeit. Die instinktlose Lebensführung, der Mißbrauch an Genußmitteln ist unter diesen gegebenen Umständen normal.

Selbst wenn die Industrie ihr zweifelhaftes Geschäft mit der Beeinflussung von Appetit und Geschmack nicht betreiben würde, hätte der Mensch es noch immer nicht einfach, den rechten Weg zu finden. Man müßte ihn erst mal in die entscheidenden Geheimnisse einweihen:

> Geschmack (Gaumenfreude!) ist auf keinen Fall das, was uns die Werbung vorgaukelt.

Was für ein ergiebiger Unterricht wäre eine Stunde der Aufklärung mit Dr. Loeckle:

»Die Gaumenfreude ist von der Natur als krönende Belohnung gesetzt für naturgemäße Mundverdauung. Als feines, leicht verbiegliches Instrument, als Kompaß für seine Odysseusfahrten auf dem Ozean kulinarischer Genüsse hat der Mensch das Erlebnis des Wohlgeschmacks. Wie er es sachgemäß erlangt, das bleibt seiner Vernunft überlassen.«

Es bleibt seiner Vernunft überlassen, ja leider! Denn damit kann er nun herzlich wenig anfangen. Niemand hat uns jemals vertraut gemacht mit unserem Genußinstrument Gaumen. Niemand hat uns je erklärt, wie diese lebenswichtige Alarmanlage funktioniert. Diese Unterlassung hat schließlich ganze Industriezweige auf den Plan gebracht. Weil kein Mensch richtig kauen wollte, mußten geschäftstüchtige Menschen doch auf die Idee kommen, dem Menschen das Kauen noch ganz abzunehmen:

■ Der Tragödie erster Teil:
Fast-Food mit dem Ziel: Schneller Rutsch! Industriell vorverdaute, magenfertige, geschmacksverstärkte Designer-Kost. Ergebnis: Die Menschen nehmen schlagartig zu!

■ Der Tragödie zweiter Teil:
Ernährungs-Gurus treten auf! Den Menschen wird jetzt alles verboten. Weil aber Lebensgenuß angesagt ist, entstehen unzählige Diät- und Crashkuren, die erst recht dick machen (wie man inzwischen weiß).

■ Der Tragödie dritter Teil:
Nun erstrahlen Light-Produkte plötzlich wie ein Licht in dunkler Nacht: »Du darfst«, »Genießen ohne Reue«, »Sünde ohne Buße« sollen Ordnung und Zufriedenheit bringen. Es ist die Geburtsstunde der Light-Food-Industrie. »Leicht« erleichtert das Gewissen, denn Light wird vom Verbraucher mit Gesund verwechselt. Alles ist wieder okay, allerdings nur für den Hersteller. Denn so »leicht« läßt sich gerade Mutter Natur nicht täuschen. »Light«-Genüsse erleichtern nur das Portemonnaie, dafür vergrößern sie die Desorientierung der Sinne.

> Nur ein Weg kann aus dem Dilemma führen: Gib der Dummheit keine Chance! Nicht die Geschmackslust, nicht der Gaumen an sich macht den Menschen freß- und genußsüchtig und damit unglücklich, nur der falsche Umgang damit. Es kommt im Leben immer darauf an, ob wir mit etwas richtig umgehen.

Finanzieller Reichtum nützt keinem, wenn er damit nicht richtig umgehen kann, wenn es ihn nicht erfreut. Ähnlich verhält es sich bei den Kräften der Natur. Unkenntnis, Nichtbeachtung, falscher Umgang werden hier allerdings noch viel verhängnisvoller geahndet. Mit Feuer kann man ein Haus erwärmen, man kann das Haus aber auch niederbrennen damit. Joseph Murphy schreibt in seinem Buch »Die Macht Ihres Unterbewußtseins«:

»Die Kräfte der Natur sind völlig neutral. Allein der Gebrauch, den der Mensch von ihnen macht, bestimmt, ob sie Gutes oder Böses bewirken. Alle schlimmen Auswirkungen im Leben stellen meistens die Vergeltung für eine Mißachtung gesetzmäßiger Zusammenhänge dar.«

Nichts ist an sich böse oder gut. Nur unser Denken macht es dazu.
Alles ist schön, was wir mit Liebe betrachten. Und noch einmal mein
Lieblingswort von Goethe:

>*Möge die Idee des Reinen, die sich bis auf den Bissen erstreckt, den ich
in meinen Mund nehme, immer lichter in mir werden.*«

Vom richtigen Umgang mit dem Gaumen

In unserer satten Wohlstandsgesellschaft leiden viele Menschen, weil
Zuviel sie zuviel essen. Man ißt selten, wenn man wirklich Hunger hat. Ech-
essen ter Hunger hat kaum mehr eine Chance, gehört zu werden, weil Appetit, Gewohnheit und Streß uns viel lauter und früher nach Essen
rufen lassen. Der Appetit kommt – wie man so schön sagt – erst
beim Essen. Da unser Appetit übers Gehirn von der Geschmacks-
erfahrung und Geschmacksverliebtheit gesteuert bzw. auch über
Fremdsuggestionen (Werbung etc.) manipuliert wird, ist unsere Gesundheit abhängig vom richtigen Umgang mit dem Gaumen.

> Wenn wir in den einfachsten Nahrungsmitteln plötzlich größeren
> Genuß finden, als in den überfeinerten, denaturierten Designer-
> Produkten (das Ausschmecken beweist es!), so ist das ganze Pro-
> blem mit unserer Ernährung für immer ursächlich gelöst.

Wir strotzen vor Gesundheit und haben eine tolle Figur. Der wohl-
versorgte Verdauungskanal versieht alle wichtigen Organe mit dem
nötigen Material, um jedes Individuum in der für ihn von der Natur
vorgesehenen Weise zu modellieren.

Dr. von Borosini geht noch einen Schritt weiter:

>*Und auch diejenigen, die sich schon bester Gesundheit zu erfreuen
glauben, werden, wenn sie ihren Geschmackssinn richtig bedienen, neue
Freuden im Leben finden, die sie früher nicht für möglich gehalten haben.*«

>*Essen ist Jagd nach Geschmackserlebnissen*«, sagt Udo Pollmer. Wenn
wir richtig kauen und ausschmecken, wird unser Geschmackserlebnis
ein immer größeres Verlangen entwickeln nach dem reinen Lebensmittel. Unser Appetit verlangt dann ganz von selbst nach der Nahrung,
die unser Körper benötigt. Meistens sind es ganz einfache Speisen.

Doch leider gibt es viele Negativbeispiele, wie verdorben unser Geschmacksinn mittlerweile ist, wie unser Geschmack pervertiert,
wenn wir den Maßstab für guten Geschmack verloren bzw. nie erfah-
Fehlanpas- ren haben. Udo Pollmer liefert ein besonders drastisches:
sungen >*Auch in unserem Lande können ähnliche Fehlanpassungen beobachtet*

werden, beispielsweise bei der H-Milch. Nicht wenige Mitmenschen, vor allem Kinder, lehnen inzwischen frische, unbehandelte Milch mit dem Hinweis auf ihren ›seltsamen‹ Geschmack ab. Damit sind sie aber einer wichtigen Entscheidungshilfe zur Beurteilung eines Grundnahrungsmittel verlustig gegangen (...) Das entscheidende Problem moderner Säuglingskost liegt in ihrer geschmacksnivellierenden Wirkung. Früher bereiteten die Mütter den Brei jedesmal selbst zu (...) Heute greift man lieber zum pulverisierten Milchbrei und standartisierten Karottengläschen. Die computergesteuerten kontuinierlichen Fertigungstraßen sorgen dafür, daß jede Packung genauso schmeckt wie die andere. ›Garantiert gleichbleibende Qualität‹, heißt das in der Sprache der Werbung. Sie produzieren damit gewissermaßen den ›Konsumenten der Zukunft‹, der nur noch bereit ist, die geschmacksgenormten Fertiggerichte der Nahrungsmittelindustrie zu vertilgen. Bereits die Mütter der Säuglinge kennen die Folgen dieser frühzeitigen Anpassung: Versuchen sie lediglich, die Marke zu wechseln, so müssen sie das Protestgeschrei ihres Sprößlings in Kauf nehmen, der sich möglicherweise weigert, auch nur geringfügige Geschmacksabweichungen zu akzeptieren. Dieser Effekt ist aus der Tierernährung als sogenannte Futterprägung mittels Aromastoffen gut bekannt. Die Hersteller von Kälber-, Hunde- und Forellenfutter wissen daraus sehr wohl ihren wirtschaftlichen Nutzen zu ziehen. Der Nahrungsmittelindustrie kann das kaum verborgen geblieben sein.«

> Udo Pollmer bezeichnet die mafiose Methodik der Industrie als »Nivellierung des guten Geschmacks«. Das bringt für mich das Problem exakt auf den Punkt.

All die bitterbösen Kommandos an unseren guten Geschmack verursachen Geschmacksabhängigkeit, Geschmacksversklavung! Doch diese ganze Verschaukelung kann beim Konsumenten nur fruchten, weil er seinen Bissen nicht ausschmeckt, weil er die Mundverdauung nicht kennt, er hat nicht mal die mechanische Aufschließung (= das Kauen) richtig drauf, erst recht also nicht die so wichtige zweite Stufe: die chemische Aufschließung des Bissens, das völlig unbekannte Ausschmecken. Wer nur einmal den Bissen zu Ende kaut und ausschmeckt, weiß, daß Wohlgeschmack nur übers intensive, dynamische Kauen des einfachen, unverbildeten Lebensmittel entstehen kann. Kein Food-Design, kein Werbespot, keine noch so kriminelle Praktik hat dann noch eine Chance, die Rückkoppelungsmechanismen unseres Körpers zu linken.

Noch mal Udo Pollmer: »*Der Erwachsene kompensiert Geschmacksarmut, diesen Verlust sinnlicher Empfindungen, durch den Konsum ›intensiver‹ schmeckender Erzeugnisse, deutlich ablesbar am Trend zu immer*

Geschmacks-nivellierende Wirkung

Sogenannte Futterprägung

Chemische Aufschließung des Bissens

salzigeren, süßeren oder bitteren Speisen oder am Verzehr exotischer Früchte und ihrer Aromen, nachdem die einheimischen jeglichen Reiz verloren haben.«

Sucht nach Verstärkern
Diese Sucht nach Verstärkern (Reizsucht) wird durch neuen Essensfrust immer größer. Es verhält sich ähnlich wie beim Heroinsüchtigen, der mit jedem Mal eine stärkere Dosis braucht. Unser manipulierter, denaturierter Geschmacksinn ist schuld daran, daß wir krank, dick und freß- oder magersüchtig sind.

Werbespots
Wer Werbespots verfolgt, wird feststellen, daß uns bei jedem Spot für Ernährung ein neuer Geschmack vorgegaukelt wird. Dieses Wort kommt in der Werbung unentwegt vor. Kein anderes Wort wird wohl so sehr mißbraucht wie das wunderschöne Wort Geschmack. Jeder Werbespot wäre ein Flop, wenn die Menschen nicht den von außen suggerierten Geschmack glauben, sondern endlich den wahren Geschmack von innen entdecken würden.

Der Mißbrauch von Geschmack ist
- bezeichnend für die verdrehte und verfahrene Situation,
- bezeichnend für den gesteuerten Schwachsinn,
- bezeichnend für die dickbäuchige Überflußgesellschaft,
- bezeichnend für das programmierte Kranksein,
- bezeichnend für die organisierte Unzufriedenheit,
- bezeichnend für das akzeptierte Unglück.

> Ich möchte aufbegehren gegen eine Obrigkeit, die den tödlichen Genuß verbreitet: Schluß mit der Geschmacksdiktatur! Ich fordere Geschmacksfreiheit. Es lebe das Individuum und nicht die Gleichmachung, die Uniformität, die Verblödung!

Zur Lösung des Problems gelangen wir nur übers Kauen, übers Ausschmecken des Bissens.

Denken wir an die Horrormeldungen in den Medien: Giftige Darmbakterien durch Fleischverzehr kosteten zum Beispiel dem Schauspieler Günther Strack um ein Haar das Leben. Man regt sich darüber auf, man ist schockiert und empört. Doch was nützt es, wenn man aus stumpfer Gewohnheit im nächsten Moment wieder ganze Fleischbrocken hinunterschlingt?

! Kaue und schmecke den Bissen Fleisch einmal (!) richtig aus. Und Dein Fleischkonsum wird sich binnen weniger Tage eindrucksvoll reduzieren!

Wir essen nur soviel Fleisch und Wurst, weil wir den Bissen nicht zu Ende kauen und ihn nicht durchspeicheln, nicht durchschmecken, zu früh schlucken. Wir lassen uns dabei vom Gewürz ablenken. Gewürz kaschiert die Wahrheit. Der wahre Geschmack kommt erst zum Vorschein, wenn Du den Bissen richtig durchkaust und richtig einspeichelst. Dann schmeckt's plötzlich gar nicht mehr so gut, und Du ißt von Haus aus weniger Fleisch und Wurst.

Weniger Fleisch und Wurst

> Wir geben unsere Lieblingsspeise erst auf, wenn das gewohnte Geschmackserlebnis *kein* Geschmackserlebnis mehr ist!

Daß wir tote (meistens zu Tode gequälte) Tiere essen, machen nur Gewürze möglich. Sie verleiten dazu, daß wir das Fleisch unausgeschmeckt zu früh hinunterschlucken. Der unselige Antibiotikaeinsatz in der Massentierzucht verleitet mich zudem zu der Bemerkung: Wer Fleisch ißt, läßt sich über seinen Bauch unentwegt zwangsmedikamentieren.

Diese Bemerkung richtet sich nicht gegen anständige Bauern und saubere Metzgereien, nur gegen industrielle Nahrungsmittelproduzenten. Mich empört aber auch der kritiklose, unverantwortliche Verbraucher, der nur eines im Sinn hat: Möglichst viel Fleisch für möglichst wenig Geld. Den Preis zahlt die gequälte Kreatur.

Eigentlich wollte ich mich in diesem Buch nur dem Wie der Ernährung widmen. Das richtige angewendete Wie bringt dann von selbst die Antwort auf das richtige Was. Eine Lawine von Ernährungs-Ratschlägen überrollt uns täglich. Nirgendwo existiert so viel Verwirrung und Zerstrittenheit wie über die Frage, was man essen soll. Vielleicht gibt es auch keine allgemein gültige Antwort, denn kein Mensch kann einem anderen Menschen sagen, was dieser zu essen habe. Jeder muß es selbst wissen. Jeder Organismus ist anders, und die Lebensbedingungen sind unterschiedlich. Nur in einem sind wir Menschen alle gleich:

Das richtig angewendete Wie bringt Antwort auf das richtige Was

Wir alle haben Ober- und Unterkiefer, Zähne, Kaumuskeln, Verdauungsdrüsen und die Kraft des Speichels. Und wir haben hochsensible Geschmacksknospen. Und wir haben vor allem eine Zunge, die im Mund die ganze kreative Inszenierung im Griff hat, die Regie führt über den Schluckakt. Daß diese Ressourcen ungenutzt brachliegen, stellt für mich die allergrößte Sünde dar.

Ein starkes Immunsystem durch richtiges Kauen

Das Schicksal von Günter Strack hat mich inspiriert, noch einmal zu recherchieren.

Die ihm fast zum Verhängnis gewordenen Darmbakterien »Enterokokken« sind winzige Bakterien, leben im Dünndarm und sind normalerweise harmlos, sie werden nur gefährlich, wenn sie auf ein geschwächtes Gewebe treffen. Günter Strack war durch einen Schlaganfall geschwächt! Gesunde Menschen mit einem gesunden Immunsystem sind nicht gefährdet durch die Bakterien Enterokokken. Schon der berühmte Bakteriologe Claude Bernard sagte: »*Le microbe n'est rien, le terrain c'est tout!*« Die Mikrobe ist nichts, das Terrain ist alles.

Dr. Rauch weist sogar auf die guten Seiten der Bakterien hin:

»*Normale Darmbakterien sind sogar sehr wichtig. Sie können Krankheitskeime vernichten, die Grundgesundheit stärken und nützliche Stoffe, wie Vitamine, erzeugen. Bei den meisten Menschen jedoch ist die Darmbakterienbesiedlung gestört. Hier wuchern Degenerations- und Schmarotzerformen, zersetzen den bei Darmträgheit gestauten und teilweise an den Darmwandungen festhaftenden Darminhalt und bilden Gifte. In einem solchen ›verschmutzten‹ und ›versumpften‹ Terrain siedeln sich leicht abnorme Keime an, so wie sich etwa Stechmücken im Umfeld versumpfter Böden einnisten.*«

Krebsarzt Dr. Loeckle nennt diese Parasiten »Söldlinge der Darmflora«:

»*Mit diesen Parasiten ist der Organismus notgedrungen eine Symbiose eingegangen, eine Lebensgemeinschaft, einen Interessenverband auf Gegenseitigkeit. Was die eigenen Verdauungskräfte des Menschen (bedingt durch schlechtes Kauen) nicht überwältigen konnten, dem treten jetzt die ›Söldlinge der Darmflora‹ entgegen. Dieser Nutzungsvertrag hat jedoch seinen Preis. Die Soldzahlungen an diese Hilfsvölker verschlingt gegen 30% der — zu viel, weil zu hastig — aufgenommenen Nahrung. Der verbleibende Rest wird nun aber nicht allein in der ordnungsgemäßen, menschartigen Weise aufgeschlossen, nicht durch eigentümlich menschliche Fermentabsonderungen oxydativ aufgespalten und ›verbrannt‹, sondern eben nach Bakterienart vorwiegend verfault oder vergoren. (...) Von diesen Abfallprodukten nimmt nun die heimtückischste Folge ihren Ausgang, welcher der Mensch zunehmend mehr unterliegt, wenn er die Trainierung seiner eigenen Durchsetzungs- und Überwältigungskräfte verabsäumt; wenn er aus wie immer ge-*

arteten Gründen seinem Organismus die Mundverdauungstätigkeit zu weitgehend erübrigt, ja verunmöglicht durch künstlich weitgehend aufgeschlossene Nahrung. Denn genau wie sein eigener Stoffwechsel zu ausscheidungspflichtigen Endprodukten führt, zu Abfall von ›Asche‹ und ›Schlacken‹, so auch die Stoffwechselprozesse seiner Millionen Bakteriensöldner. Deren unvermeidliche, giftige Aussonderungen sind es, die nun unausweichlich zur Resorption heranstehen, zur Aufnahme in den Organismus des Menschen und seiner Organe und Funktionen auf dem Blut- und Lymphwege.«

Erinnern wir uns: Prof. Dr. Roland Gärtner sagte im SAT-1-Magazin »Akte 96«, daß im Fall Günter Strack († 19.1.1999) die gefährlichen Darmbakterien ins Blut gelangten und den ganzen Körper überschwemmten, was um ein Haar ein Multi-Organ-Versagen verursacht hätte. Eine Minute vor Zwölf ist noch ein letztes Reserve-Antibiotikum gefunden worden. Dieser Vorgang – eine Vergiftung, die vom Darm ins Blut geht – geschieht auch (so Dr. Loeckle) durch die Stoffwechselprodukte der Fremdbakterien (Parasiten) beim Schlinger.

Multi-Organ-Versagen

»Die im Darm entstehenden Gifte gelangen in die Blutbahn, insbesondere wenn die Darmschleimhaut entzündlich verändert ist. Von da aus erreichen sie schließlich – nachdem sie die Leberbarriere durchbrochen haben – praktisch alle Körperzellen und verursachen allmählich eine chronische Selbstvergiftung aus dem Darm (Intestinale Autointoxikation).«

Intestinale Autointoxikation

> Die objektiven Folgen dieser »Autointoxikation« (Selbstvergiftung) bestehen aus einer Schädigung aller Körperzellen und Organe, wobei Sinnesorgane, Nerven, Gefäße und Hormondrüsen besonders empfindlich reagieren. (Dr. Rauch)

Es gibt wissenschaftliche Arbeiten (Prof. Karl Pirlet), die unwiderlegbar dokumentieren, daß das durch Darmgifte verunreinigte Blut Ausgang jeder Erkrankung ist. Schon der berühmte Neurologe Romberg sagte: »Die Neuritis ist ein Schrei der Nerven nach reinerem Blut!«

Im selben Sinne könnte man fortsetzen:

- Die Arthritis ist ein Schrei des Gelenkes nach reinerem Blut!
- Die Hepatitis ist ein Schrei der Leber nach reinerem Blut!
- Die Kolitis ist ein Schrei des Dickdarmes nach reinerem Blut!
- Die Nephritis ist ein Schrei der Nieren nach reinerem Blut!

Ganz allgemein gesagt: Jede »-itis« (= Entzündung) ist ein Schrei des betreffenden Organes nach reinerem Blut. Der Körper ist nicht mehr Herr der Situation. Und versucht sich mittels Entzündungen zum Zwecke des Schlackenabbaus von seinen Feinden zu befreien. »Krankheit ist ein Versuch der Natur, die schlechten Stoffe hinauszuwerfen.« (E. Felke)

Entzündungen zum Zwecke des Schlackenabbaus

Wenn der Körper gesund ist, kann durch die Ausscheidungsmaßnahme »Entzündung« eine Unschädlichmachung der Giftstoffe erfolgen und größeres Unheil noch abgewendet werden. Trotzdem sind Organe, Gewebe und Zellen durch das im Blut schwimmende Gift in Mitleidenschaft gezogen, angegriffen und geschwächt.

Befindet sich ein Mensch noch durch Krankheit in einem sehr abwehrschwachen Zustand (wie z.B. Günter Strack nach dem Schlaganfall) oder ist die Innenverschmutzung im Darm schon sehr fortgeschritten (wie bei Gewohnheits-»Schlingern«), können Bakterien, die über jede Nahrungsaufnahme in den Körper gelangen, im Extremfall sogar tödlich sein.

Du bist so jung und gesund, wie es Dein Blut und Deine Körpersäfte sind! Und es gibt noch einige hundertprozentige Wahrheiten – nach meinen Beobachtungen und Recherchen in neunjähriger Kaupraxis. All die klugen Sätze bringen aber nur etwas, wenn richtig gekaut wird.

Sebastian Kneipp

»Alle Krankheiten haben ihren Keim in Störungen des Blutes. Mag dieses in seiner Zirkulation gestört oder in seiner Zusammensetzung verdorben sein.«
Pfarrer Sebastian Kneipp

Dr. Erich Rauch

»Wie in der Pflanze der nährende Saft von den Wurzeln bis in die höchsten Wipfel strömt, so fließen die nährstoffhaltigen Säfte vom Verdauungsapparat bis zu seinen entferntesten Zellen.«
Dr. Erich Rauch

In der chinesischen Medizin heißt es:
»Der Bauch ist der Mittelpunkt des Lebens. 100 Krankheiten haben dort ihre Wurzeln.«

Plinius

Und der römische Schriftsteller Plinius schreibt:
»Es ist der Bauch, für dessen Befriedigung ein großer Teil der Menschen arbeitet – und der die meisten Leiden für die Menschheit bringt.«

Metschnikoff

»Der Tod sitzt im Darm.«
Metschnikoff

I Ging

Im uralten Weisheitsbuch I Ging heißt es:
»Wenn Krankheiten nicht heilen, ist es leicht, die Schuld bei anderen zu suchen. Man muß kraftvoll daran gehen, Ordnung zu schaffen, und beginnen beim eigenen Ich.«

Ch. Morgenstern

»Die Menschen wollen die tiefen Hieroglyphen ihrer Krankheit nicht lesen lernen. Hierin liegt die wahre Unheilbarkeit ihrer Krankheiten: im Mangel an und im Widerwillen gegen Erkenntnisse. Hierin, nicht in den Bakterien.«
Ch. Morgenstern

»Gesundheit erflehen die Menschen von den Göttern. Daß es aber in ihrer Hand liegt, diese zu bewahren, daran denken sie nicht. Ihre Unmäßigkeit macht sie selber zu Verrätern an ihrer eigenen Gesundheit.«

Demokrit, 450 v. Chr.   **Demokrit**

Dazu paßt wiederum:

»Eure Heilmittel sollen Nahrungsmittel und Eure Nahrungsmittel sollen Heilmittel sein.«   Hippokrates   **Hippokrates**

»Die Mundverdauung ist der Zündkopf für unser Stoffwechselleben.«

Krebsarzt Dr. Loeckle   **Dr. Loeckle**

»Die im kranken Darm entstehenden Gifte sind es nachweisbar, die den Menschen krank, vorzeitig alt und häßlich machen.«   F. X. Mayr   **F. X. Mayr**

»Oft wird dann die Ursache dafür fast überall im Körper gesucht, nur nicht im schuldtragenden Wurzelsystem Darm.«   Dr. Erich Rauch   **Erich Rauch**

Noch einmal Hippokrates:

   »Die Krankheiten befallen uns nicht aus heiterem Himmel, sondern entwickeln sich aus täglichen kleinen Sünden wider die Natur. Wenn diese sich gehäuft haben, brechen sie scheinbar auf einmal hervor.«

Es gäbe noch so viele Weisheiten. Doch alle nützen nichts, alles bleibt Makulatur, wenn zu hastig geschluckt wird. Oder positiver ausgedrückt: Alle diese Weisheiten bringen dem Menschen höchste Erkenntnis und Gesundheit, wenn er endlich richtig kaut. Ich beweise es durch meine ganze Gesundheit und Power:

> Durchs Kauen bleibt das Blut rein. Darmgifte in der Blutbahn sind Fremdwörter. Der optimale Säftezustand beglückt unseren Organismus. Wir sind in ›vollem Saft‹, bleiben krankheitsimmun.

Optimaler Säftezustand

Neun Jahre bin ich's jetzt schon. Drei Beispiele aus meiner Vita: Im Spätherbst 1991 verirrte ich mich beim Wandern in einem Südtiroler Gebirgswald. Ich war nur spärlich bekleidet, es regnete, eisige Kälte, keine Taschenlampe. Ich mußte notgedrungen 13 Stunden auf einem Baumstumpf die lange Nacht abwarten. Ich bekam keine Erkältung. So ist es bis heute geblieben.

   Früher – ohne Power-Kauen – hatte ich regelmäßig meine drei bis vier Erkältungen im Jahr auch ohne eiskalten Gebirgswald.

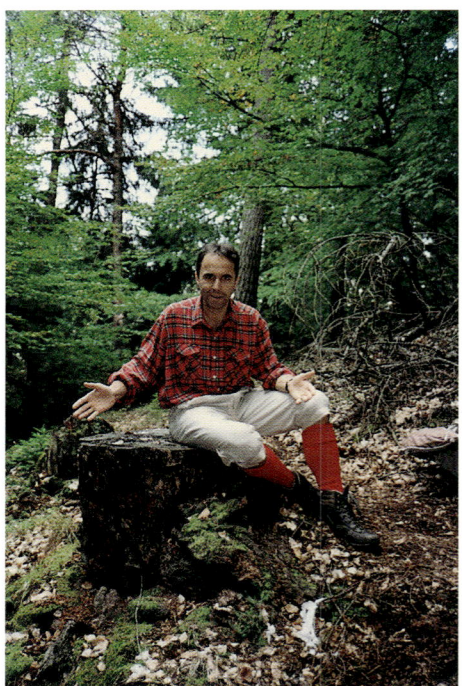

Abb. 17:
Schmauer sind
gesund: 13 Stun-
den im eiskalten
Gebirgswald
ohne Erkältung

Zwei weitere Geschichten:

Es war im Sommer 1994. Ich spielte in der Serie »Forsthaus Falkenau« einen Reitlehrer. Ich stürzte in einer Szene – als ich gerade auf den Förster (Christian Wolff) zuritt – jämmerlich vom Pferd. Zum Glück konnte ich die Dialogszene noch zu Ende spielen. Aber mein Kreuz und meine »zwei Muskeln« taten höllisch weh. Am gleichen Abend noch ging's in die orthopädische Praxis von Dr. Klaus Kolb am Harras in München. Er ist ein großartiger Arzt und hat die besten Ideen, trotzdem mußte ich mit mindestens ein bis zwei Wochen Indisposition rechnen. Die Pointe: Zwei Tage später konnte ich wieder gehen.

Im Sommer 1997 verletzte ich mich im Schwimmbad beim Fußballspielen ziemlich schwer. Eine unkontrollierte Bewegung, ich trat ins Leere, ein fürchterliches Knacken im Knie war zu hören. Gleich ging's wieder zu meinem guten Dr. Kolb in die Praxis. Ich konnte das Knie überhaupt nicht mehr biegen. Zum Glück war's kein Meniskus, aber das Innenband am Knie war angerissen. Eine Schienung wäre in diesem Fall üblich. Aber, um Gottes willen, nicht bei mir! Ein Schauspieler wird nicht krank. Mental legte ich diesen Gedanken sofort ad acta. Ich hatte auch keine Lust, das Bein wie verordnet hochzulegen und Ruhe zu geben. Es paßt einfach nicht zu meinem Naturell. Ich wollte meine Dynamik behalten. Instinktiv spürte ich, daß ich so schneller wieder gesund werden würde. Ich fuhr auch weiter mit meinem Rad durch Münchens Straßen, allerdings konnte ich nur mit meinem rechten Bein ins Pedal treten, das linke (verletzte) Bein ließ ich gestreckt.

Schon nach fünf Tagen konnte ich das Knie wieder beugen. Sensationell. Denn ein Innenbandanriß erfordert bis zur Genesung gut und gern fünf Wochen und länger. Sicherlich ein ganz großer Verdienst von meinem Arzt Dr. Klaus Kolb. Aber ganz bestimmt auch ein Verdienst meines guten reinen Blutes. Das nicht nur für Krankheitsimmunität sorgt, sondern auch bei jeder Verletzung schnelle Heilung herbeiführt. Noch eine ungewöhnliche Geschichte: Ende der 8oer hatte ich (38jährig!) schlimme Beschwerden im Hüftgelenk. Dr. Kolb war wieder behandelnder Arzt (so haben wir uns damals

kennengelernt). Er diagnostizierte bei mir eine Hüftarthrose (Zysten-
bildung). Einen ganz schönen Schreck bekam ich. Aber auch das ist
auf geradezu wundersame Weise abgehakt. Röntgenaufnahmen sind
Beweis einer äußerst eindrucksvollen Heilung. Ich muß an das Wort
des berühmten Neurologen Romberg denken:
   »Die Arthritis ist ein Schrei des Gelenkes nach reinerem Blut!«

Mein großer Erfolg mit dem Schmauen bei der ZDF-Serie »Ora et labora«

Der Drehtermin stand fest für den 3. Dezember – ausgerechnet an
meinem Geburtstag. Seit Wochen fieberte ich diesem Tag entgegen.
Mein Autor und Regisseur war Georg Lohmeier. Wer kennt ihn nicht,
den »Königstreuen« und Erfinder vom »Königlich Bayerischen Amts-
gericht«. Georg Lohmeier hatte mich für seine neue ZDF-Serie »Ora
et labora« engagiert. Eine Hauptrolle (eine Traumrolle) neben so
bekannten Stars wie dem großen Wiener Burgschauspieler Josef
Meinrad, Veit Relin, »Bergdoktor« Gerhart Lippert, Gerd Fitz, Georg
Einerdinger, Maxl Graf, Fritz Strassner.
   Georg Lohmeier *(»Mönche sind schließlich auch nur Menschen«)*
wollte mit der Kloster-Serie – seinen televisionären zehn Geboten –
Vorurteile ausräumen und vor allen Dingen den kirchlichen Nach-
wuchssorgen entgegenwirken. Am Ende der Serie, hoffte Georg Lohmeier, sollten die Menschen (besonders die weibliche Jugend) vor der
Pforte Schlange stehen, *»weil sie jetzt weiß, wie lustig es im Kloster zu-
geht«.*

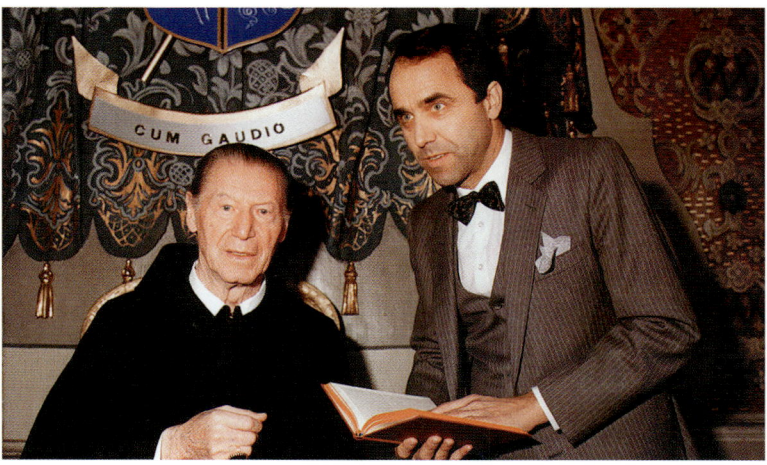

*Abb. 18:
Josef Meinrad
und Jürgen
Schilling in
der ZDF-Serie
»Ora et labora«*

Ich spielte in der Serie einen schlitzohrigen Apotheker, der sich das Vertrauen der Padres erschleicht, um – für einen kunsthistorischen Vortrag – an ein geheimes Dokument heranzukommen. Dieses Dokument enthüllt in Wirklichkeit eine makabre »Sensation«: Die ehrwürdigen Herren halten sich – nach des Apothekers Recherchen – »Mätressen«, die jeweils durch eine »Geheimstiege« (durchs »Hintertürl«) Einlaß ins Kloster finden. Ein Skandal!

Bis auf meinen letzten Drehtag waren alle vorherigen bereits erfolgreich im Kasten (wie es im Branchenjargon so schön heißt), aber dieser letzte Drehtag hatte es noch in sich – meine »skandalöse Rede« vor den geistlichen Herren (Josef Meinrad usf.).

Eine Rede mit einem Riesentext und vollgespickt mit nie gehörten, schwierigsten lateinischen Vokabeln. Oh, Gott ... Ein Mordsaufwand wurde noch betrieben für diesen Anlaß, der in einem wunderschönen historischen Saal im Schloß Andechs spielte: Ein Streichquartett, viele Statisten, die prominenten Kollegen und noch eine beispiellose Anzahl anderer prominenter Schauspieler schmückten diese prunkvolle und andächtige Szene, in der meine Rede als »Apotheker« für große Aufregung sorgen sollte.

Nun wird es einem Schauspieler heutzutage ja nicht ganz so einfach gemacht, wie man hinlänglich glaubt (von wegen Traumberuf!). Die Drehsituation wird immer hektischer, die Bedingungen für den Schauspieler werden immer schwieriger. Es muß alles ziemlich schnell gehen, der Schauspieler muß fast funktionieren wie eine Marionette. Man darf sich vor der Kamera kaum mehr einen »Hänger« erlauben, wenn man im Geschäft bleiben möchte. Und trotzdem soll man in dieser knallharten Situation natürlich auch noch möglichst viel »Seele« rüberbringen. Aber das halt auch möglichst schnell. Eine große nervliche Belastung. Allerdings gibt es auch rühmliche Ausnahmen! Menschen, die eine positive Ausstrahlung haben, wie Georg Lohmeier, der Regisseur und Autor von »Ora et labora«. Er, mit seinem schmunzelnden, blinzelnden Humor (ein wirklich sympathischer Mensch!) löste – Gott sei Dank – eine wohltuende Ruhe auf mich aus.

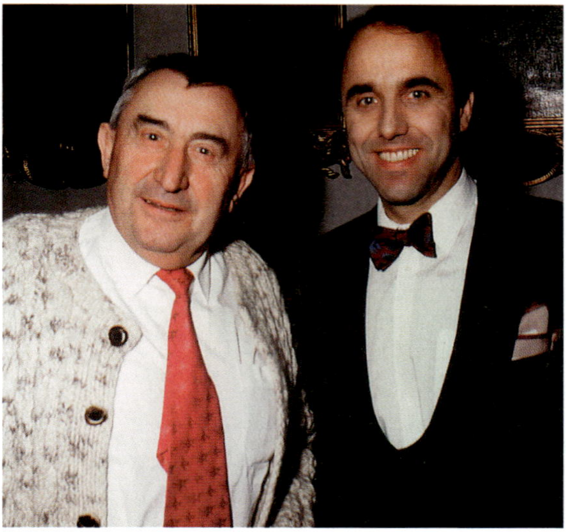

Abb. 19: Georg Lohmeier, Regisseur und Autor der ZDF-Serie »Ora et labora« und Jürgen Schilling in der Rolle des »Apothekers«, unmittelbar nach dem Dreh der »skandalösen Rede« (mit Gott sei Dank leerem Magen!)

Trotzdem entstand eine beinahe verteufelte Situation an diesem
3. Dezember ... Ich kam an den Drehort Schloß Andechs. »*Herr Schilling, bitte gleich in Kostüm und Maske*«, hieß es sofort. Und danach
war erst einmal 1–2 Stunden gar nichts. Warten, wie es so üblich ist
am Set. Dann plötzlich sollte es losgehen, doch der freundliche Aufnahmeleiter (Florian Zapatka) rief: »*Halt, wir machen vor der großen
Szene mit Herrn Schilling erst noch Mittagspause*«. Auweh, wie gerne
hätte ich meine Szene jetzt gleich in den Kasten gebracht, noch vor
dem Mittagessen, denn jetzt hieß es noch einmal warten. Und dann
die klassische Situation überhaupt, die Gretchen-Frage: Gehe ich mit
zum Essen oder nicht? Normalerweise ist es ja üblich mitzugehen,
man ist ja schließlich von der Produktion noch eingeladen. Aber für
mich stand sofort fest: Nie und nimmer gehe ich jetzt essen.

Es gab auch noch Eisbein und Sauerkraut. Früher hätte ich mir
mitnichten diesen Leckerbissen entgehen lassen. Doch mit dem Ergebnis: Danach beim Drehen vermutlich Konzentrationsschwierig-
keiten wegen fehlender Energien, die der Organismus nun in fällige
Verdauungsarbeit ableiten muß. Dies ist überhaupt der größte Irrglaube, der im Volksmund kursiert, daß man nach dem Essen ge-
stärkt sein soll. Das prompte Gegenteil ist der Fall, denn das größte
Potenzial an Kraft wendet sich jetzt dem Verdauungsprozeß zu. Daher fühlen sich viele Menschen nach dem Essen müde, schlapp, ja
unkonzentriert. Noch matter und unmotivierter befindet sich natürlich derjenige, der seine Bissen auch noch zu schnell hinunterschlingt.

Es ist daher ungleich vorteilhafter, vor einer großen körperlichen und geistigen Anstrengung nichts zu essen, möchte man die vor sich liegende Aufgabe erfolgreich meistern

So entschied ich mich vor meiner großen Rede im Kloster Andechs, ohne eine Sekunde zu zögern, gegen Eisbein mit Sauerkraut.
Und ich sollte Recht behalten. Schon nach einer verhältnismäßig
kurzen Zeit (fürs gründliche Kauen auf jeden Fall viel zu kurzen
Zeit) rief der ebenso freundliche wie engagierte Aufnahmeleiter
Florian Zapatka, daß die Mittagpause vorbei sei. Es wurde im Höllentempo eingerichtet, eingeleuchtet, die Szene vorbereitet, kurz ge-
probt und dann wurde bereits gedreht. Ich war wunderbar drauf. All
meine Energien waren fokussiert auf den großen Augenblick. All
meine Liebe und Hingabe floß in die Konzentration auf die große
Rede meines »Apothekers«. (Diese wertvolle Kraft mußte ich jetzt
nicht verteilen auf die Verdauung von Eisbein und Sauerkraut.)

Und dann der Knüller: Georg Lohmeier, der Regisseur, drehte meine Riesenszene (8 Minuten) in einem Stück durch. Ohne Stop. Und
ohne irgend eine Passage noch einmal zu wiederholen. Das ist völlig
ungewöhnlich. Aber ich hatte keinen einzigen Hänger, keine Unge-
reimtheit im Ausdruck, keine Unsicherheit in der Sprache oder im
Spiel, sonst hätte der Regisseur ja sofort die Szene noch ein paar mal

wiederholt, bis sie sitzt. Wer hat von dem Spielchen nicht schon mal gehört: »Szene 3 zum 23. Mal!« Dem war diesmal nicht so. Ich brachte die Rede von Andechs, der ich wochenlang entgegengefiebert hatte, souverän und locker über die Bühne.

Ich komme mir jetzt etwas komisch vor, weil das alles ein bißchen nach Eigenlob klingt, aber ich erzähle das Erlebnis von Andechs deswegen so gern, weil ich mit diesem Beispiel etwas Wichtiges demonstrieren möchte: Meine Super-Konzentration wäre mit einem üppig, schnell hinter mich gebrachten Essen (und das noch vor dem Hintergrund, daß es nach dem Essen ja gleich mit dem Drehen richtig zur Sache ging) gänzlich unwahrscheinlich gewesen. Davon abgesehen, daß ich nicht hätte richtig in Ruhe kauen können und daher zu schnell, forciert geschluckt hätte wegen der viel zu knapp bemessenen Mittagspause. Außerdem wäre meine aktuelle Stimmungslage (leichte Aufgeregtheit wegen des bevorstehenden Drehs) äußerst ungeeignet gewesen, um der Mahlzeit auch nur eine halbwegs gute Verdauungsarbeit zukommen zu lassen. Ich hätte mich bestimmt durch meine Rede mühsam mit etlichen »Hängern« durchbeißen müssen. Zum Leidwesen des Regisseurs und vor allem des Produzenten. Denn jede Wiederholung einer Szene kostet der Produktion eine Menge Geld.

Die Szene war spontan im Kasten. Und Regisseur wie Kameramann waren hochzufrieden

Normalerweise wird eine derartige lange und schwierige Szene (zur Freude des Schauspielers!) in 2–3 Einstellungen unterteilt und dann auch noch ein paar Mal wiederholt beim Drehen, um es künstlerisch noch besser hinzukriegen. Dieses Lob darf jedoch nicht mir gelten, sondern der neuen Eßtechnik. Denn auch das gehört zum Schmauen: die Koordination, das Feeling, mit der richtigen Stimmung im rechten Augenblick zu essen, eben das Timing. Aber das stellt sich ganz von selbst ein. Und niemals ist Verzicht oder ein Opfer-Aufbringen-Müssen im Spiel. Das richtige Kauen und die damit einhergehende optimale Verdauung reinigt nicht nur den gesamten Verdauungstrakt, sondern auch die Instinkte. Die Sinne sind stets wach für das Gesunde, Lebensfördernde, daher auch für die richtige Einstellung zum Essen, für das richtige Timing.

Ich mußte am Drehort etwa nicht auf das Essen verzichten, sondern ich wollte in diesem für meine Verdauung ungünstigen Moment nicht essen. Es hätte mir gar nicht geschmeckt. Es war ein großes Lustgefühl für mich, jetzt nicht zu essen. Deswegen funktioniert diese Methode der Natur so hundertprozentig. Die Umstellung hängt nur mit Genuß zusammen. Das neue Eßverhalten empfindet man sofort als positiv und lustbetont. Und nach ein paar Wochen wird das Schmauen einem so vorkommen, als hätte man schon immer so gegessen. Nur mit noch mehr Genuß! Und kein noch so ungewöhnlicher Umstand der Welt kann uns jemals wieder wegbringen von unseren zurückgekehrten gesunden Instinkten. Durch das unentwegte Training der Kaumuskeln und Speichelkraft und dem genußreichen Ausschmecken eines jeden Bissens wird unser Geschmackssinn derartig geschult und virtuos ausgebildet, daß wir in einer Streßsituation niemals mehr auf den Gedanken und schon gar nicht auf den Geschmack kommen könnten, zu essen.

Das Essen wird wieder zum Zentrum, dem sich alles andere unterzuordnen hat. Wenn ich zum Beispiel vor einem wichtigen Termin stehe oder mal gerade knapp an Zeit bin, bringt mich auch der größte Hunger nicht dazu, etwas zu essen. Ich spüre den Hunger dann gar nicht mehr. Würde ich jetzt essen, wäre die Verdauung keine vorzügliche mehr. Im Klartext: Keine Verwertung, höchstens Vergiftung. Ich täte Mißbrauch mit mir. Also melden mir meine feinsinnigen, neu ausgebildeten Instinkte »Iß jetzt nichts!« – und es funktioniert vortrefflich. Sogar mit Spaß. Dies wäre früher absolut unmöglich gewesen.

Übrigens: Unser Hunger hängt oft in größtem Maße nur mit einem Gewohnheits-Hunger zusammen. Wie wir diesen Quäler, diesen unruhigen Geist erfolgreich und auch mit der größten Lust zur Strecke bringen, verrät uns das Buch »Kau Dich gesund!«.

Durch Experimente in den letzten Jahren bin ich zu dem Schluß gekommen, daß sich die Ausbildung meiner Freude am Geschmack derartig entwickelt hat, daß ich den wundervollen Genuß – wenn ich esse – mit keiner schnöden Ablenkung der Welt teilen möchte. Es bereitet mir einfach keinen Spaß mehr so wie früher zu essen. Ich würde nichts mehr empfinden, nichts mehr erleben beim Essen. Aber ich möchte empfinden, erleben und möglichst viel spüren beim Essen!

Das ist wohl das Entscheidende. Durch die tiefe, konzentrierte Hinwendung zum wundervollen Geschmackserlebnis im Mund, macht mir das Essen nur noch Spaß, wenn ich es in einem ruhigen, beschaulichen Moment genießen kann. Fazit: Ich schlucke diesen wohlschmeckenden Bissen nicht eher, bis ich aus ihm auch das allerletzte Fünkchen Geschmack herausgezogen/herausgeschmeckt/herausgenossen habe. Das Ereignisvolle an dieser Technik ist, daß ich dieses neue, wundervolle Bewußtsein (fast hätte ich gesagt: diese Meditation) auch sofort herstellen kann, wenn ich bei einer Party oder bei irgend einem andern gesellschaftlichen Anlaß speise.

Mir fällt da ein schönes Beispiel ein: Ich bewunderte früher immer meinen Onkel Erwin – eine leidenschaftliche Leseratte, weil er bei dieser seiner Lieblingsbeschäftigung total abschalten konnte. Nicht einmal der allergrößte Lärm hatte eine Chance, ihn von seiner Kon-

Unsere Sinne werden durch das Kau-Jogging wieder sensibilisiert und gereinigt, und sie signalisieren uns kristallklar den einzig richtigen Weg zur Gesundheit

Trotz Trubel um mich herum, in meinem Mund herrscht Ruhe und Beschaulichkeit.

zentration zum Lesestoff wegzuholen. Es konnte um ihm herum passieren, was wollte, Onkel Erwin blieb partout mit all seinen Gedanken und Gefühlen beim Inhalt seines Buches oder seiner Zeitung. Wenn man ihn bei seiner tiefen Versenkung, pardon: beim Lesen etwas fragen wollte, mußte man ihn regelrecht anschreien, bis er überhaupt reagierte.

Der gute, konzentrierte (dynamische) Leser zeichnet sich ja darin aus, daß er mit der Zeit eine Technik (Dynamik) entwickelt, die es ihm ermöglicht, trotz hohem Lesetempo sogar noch mehr Inhalte aufzunehmen und auch zu »verdauen«, als der nicht geübte – und dadurch unkonzentrierte – Leser. Fast genauso verhält es sich beim dynamischen Kauen, beim Schmauen.

Jede Party, jede Gesellschaft, jede Unterhaltung ist der neuen Kau-Technik also nicht abträglich. Trotz aller dort ablenkenden Reize (die man ja auch nicht missen möchte), ich spüre meinen Bissen in jedem Augenblick genauso stark, als wäre ich mit ihm alleine. Und ich kann den Genuß daran durch meine Technik unbegrenzt ausdehnen, ich kann ihn vergrößern, verlängern, vermehren, verstärken ... unendlich ... es ist so schön!

Ich brauche in der Welt keine Genüsse mehr zu suchen. Ich habe durch das richtige Kauen schon den ganzen Kosmos, die Glückseligkeit auf meiner Zunge.

Aber um mein Erlebnis bei Georg Lohmeiers Dreharbeiten zur ZDF-Serie »Ora et Labora« auf Schloß Andechs noch abzuschließen. Mit welcher unsagbaren Freude und mit welchem Genuß kaute ich dann nach Drehschluß bei mir zu Hause mein Abendessen. Und ich feierte meinen Geburtstag gebührend nach. Stimmungsvoll, feuchtfröhlich, die edlen Speichelsäfte hatten ihre reinste Freude dran und flossen umso gewaltiger. Und meine Geschmacksempfindungen waren nicht mehr zu bremsen, gingen ins Euphorische. Freude und gute Stimmung, wie fördert dieses Liebespärchen doch zusätzlich unsere Verdauung, unsere Gesundheit, unsere Lebensqualität. Und jetzt hatte ich endlich Zeit.

Ein ganzes Imperium von Zeit im Gegensatz zum hektischen Drehort in Andechs. Ich war entspannt und glücklich wie noch nie.

Bis heute habe ich diesen gemütlichen, gut gelaunten Abend an meinem Geburtstag nicht vergessen. Mein Essen bestand aus einfachster Kost. Aber keine noch so ausgefallene Delikatesse hätte mich an diesem Abend mehr begeistern können. Wie formulierte es mal der Dichter Rabindranath Tagore so weise:

»Am reichsten sind die Menschen,
die auf das meiste verzichten können.«

Wenn wir einmal die richtige Technik drauf haben, kann uns keine Macht der Welt mehr von der genußvollen Konzentration zum Bissen wegbringen

Ich war an diesem Abend der reichste Mensch auf dieser Welt. Nicht weil ich auf das meiste verzichten *konnte,* sondern weil ich auf das meiste verzichten *wollte.*

Die Einfachheit beschenkte mich an diesem Abend meines Geburtstages mit den reichsten Gaben. **»Ora et labora«** heißt übersetzt **»Bete und arbeite«.** Wie gerne würde ich diesen schönen lateinischen Ausspruch jetzt übersetzen mit: **»Kaue und genieße«.**

Apropos Sport:

Ich laufe die 5000 Meter heute noch untrainiert in 19 Minuten. Ich rausche in meinem Haus die Treppen hoch, Fahrstühle können meinetwegen alle ausgebaut werden. Jeder Power-Kauer erlebt diese Revolution an Körperkraft und Ausdauer. Eine Erhöhung um mindestens 100% bei gleichzeitiger Reduzierung der Nahrungszufuhr um 50%. Zum Teil sogar gesteigerte Leistungsfähigkeit bei weniger Muskelmasse. Muskeln entwickeln sich eben jetzt in der Weise, wie sie zur wirtschaftlichen Lebensfähigkeit benötigt werden. Der Amerikaner Horace Fletcher stellte im Alter von 60 Jahren sensationelle Kraftrekorde auf. Dank »gereinigter« Muskeln schlug Fletcher (untrainiert) junge athletische, durchtrainierte Studenten in Kraft und Ausdauer!

Horace Fletcher (mein »Kau-Idol«!) stellte weitere Rekorde auf. Bei einer Radtour in Frankreich legte er 300 km zurück, ließ einen jungen Freund weit hinter sich und setzte sich am nächsten Morgen schon wieder aufs Rad, um einen neuen Rekord aufzustellen. Originalton Fletcher:

»Dies mag für Experten nicht viel erscheinen, es ist aber doch eine recht gute Leistung für einen Mann von 60 Jahren, der kurz vorher von einer Lebensversicherungsgesellschaft wegen seines schlechten, durch chronische Krankheiten bedingten Gesundheitszustandes zurückgewiesen worden war.«

Fletcher über seine Wandlung von kranken Greis zum jungen, powervollen Menschen:

»Dies war mir mehr wert als Millionen Geldes! Niemand kann wissen, was es für das Menschengeschlecht bedeuten wird, wenn sich die Kenntnis wirklicher ökonomischer Ernährung (Richtiges Kauen!) durchgesetzt hat.«

Hier ein ganz entscheidender Tip für alle Sportler, die sich vor einem wichtigen Wettkampf oft geradezu kasteien, womöglich sogar dopen, um sich in Top-Form zu bringen:

Sport

Revolution an Körperkraft und Ausdauer

> Jeder, der im Einklang mit den einfachen Anforderungen ökonomischer Ernährung lebt, braucht nichts Derartiges zu überwinden: Er ist vielmehr jederzeit im Training!

Horace Fletcher betont dies in seinen Schriften immer wieder. Und an meinem eigenen Körper habe ich mich in den letzten neun Jahren von dieser Wahrheit überzeugen können. Nochmals Fletcher:

»Der Appetit – in seinem normalen Zustande, wenn man ihm bei seiner Auswahl durch sorgfältige Mundbehandlung zu Hilfe kommt, beschützt den Körper vor Exzessen und hält ihn stets ›im Training‹.«

Ich möchte das Thema Sport abschließen mit dem Slogan:

> Das gesündeste und wirkungsvollste Doping für Spitzensportler ist: Richtiges Kauen! Also, dann: Kau'mer mal, Kaiser Franz!

Immun-system des Körpers

Der Mensch der richtig kaut, erkrankt nicht mehr, die vergangenen neun Jahre meines Lebens sind Beweis dafür. Der Darm ist unser größtes Oberflächenorgan: Die resorptive Darmfläche beträgt 200 m² und ist mit dem leistungsfähigsten Immunsystem des Körpers ausgestattet.

Immunorgan Darm

Ein sauberes und dadurch gesundes und leistungsfähiges Immunorgan Darm läßt gefährlichen Bakterien wie den Enterokokken keine Chance, im Körper weiter Unfug zu treiben. Und was ist mit der Superbakterie, die gegen jedes Medikament widerstandsfähig ist und sich auf eine Antibiotikabehandlung sogar noch ausgesprochen gut entwickelt? Auch die hat beim Power-Kauer keine Chance!

! Das beste und wirksamste Mittel gegen die Superbakterie ist, daß wir unsere Nahrung gut kauen.

● Um noch mal Dr. Loeckle zu Wort kommen zu lassen:

»Das Geschmackserlebnis ist ursprünglich krönendes Ergebnis höchster Eigenaktivität der Mundverdauung. Durch technisch vorverdaute Nahrung mit konfektioniertem Wohlgeschmack werden die körpereigenen Verdauungsprozesse übersprungen, ja gelähmt. Der Organismus zahlt dafür einen hohen Preis. Denn auf diese Weise wird er gezwungen, mit der ›notwendig‹ gewordenen Darmbakterienbesiedelung außermenschliche Gesetzlichkeit zu dulden. So kultiviert der Mensch selbst seinen eigenen biologischen Widersacher.«

Warum essen wir so viel Fleisch?

Es sei mir erlaubt zu fragen: Warum essen wir so viel Fleisch? Weil es angeblich stark macht? Weil es soviel Eiweiß hat?

Hier ein paar Passagen aus dem eindrucksvollen Vortrag von Harvey Diamond beim Gesundheitskongreß der American Natural Hygiene:

»Die Angst der meisten Menschen, nicht genug Eiweiß zu bekommen, ist vergleichbar mit der Angst vor dem Schafott.

Fast jeder glaubt, daß das beste Eiweiß ein großes Stück Kuh ist. Sie hat vollständiges Eiweiß, obwohl sie kein Eiweiß frißt. Woher bekommt sie ihr

Eiweiß? Aus der Pflanzenwelt. Die Kuh frißt kein Eiweiß und ist dennoch voller Eiweiß. Nehmen wir zum Vergleich das stärkste Tier, das uns gerade in den Sinn kommt, den Elefanten: Er frißt kein Eiweiß! Das Rhinozeros, der Wasserbüffel, der Esel, das Kamel – sie alle fressen kein Eiweiß und haben dennoch unheimlich starke Muskeln. Oder denken Sie an den Silberrücken-Gorilla. Er ist dreimal so groß wie ein Mann, aber 30mal so stark. Er frißt nichts als Früchte und Blätter.

Alle diese Tiere gewinnen ihre große Kraft aus der Pflanzenwelt – und genau das können wir auch. Eine Banane hat mehr Eiweiß als ein Steak! Das Eiweiß der Banane muß nicht erst aufgespalten werden. Es kann vom Körper sofort aufgenommen werden. Es besteht also für uns Menschen überhaupt keine Notwendigkeit, tierische Produkte zu essen. Alle genannten starken Tiere, wie Gorilla, Rhinozeros, Elefant, Kamel usw. sterben nicht an Herzkrankheiten. (...)

Ganz unverhallt blieb der Ruf von Harvey Diamond nicht, vielleicht hängt's auch noch mit der BSE-Seuche zusammen: McDonald's hat zusätzlich einen Hamburger ins Verkaufsangebot aufgenommen, bei dem kein Fleisch mehr verarbeitet wird, sondern Getreide. Na, also!

Viele Menschen interessiert die (Um-)Welt meistens erst, wenn die eigene Welt bzw. das eigene Leben auf dem Spiel steht. Das dürfte jetzt der Fall sein, nachdem sich die Situation derartig zugespitzt hat.

»Tödliches Risiko durch Antibiotika in der Tiermast!«

»Enterokokken – harmlose Bakterien töten«

»Krebserregende Arznei – trotz Verbot – im Schnitzel!«

Solche Schlagzeilen zeigen Wirkung beim Verbraucher. Und er tut was – schon aus Vermeidung von Unlust. Das Problem beim Fleischverzehr ist vor allem das Übermaß, das Zuviel, das Exzessive, die Überdosis. Was durchs hastige Hinunterschlingen noch gefördert wird.

Problem beim Fleischverzehr ist das Übermaß

»Alle Dinge sind Gift und nichts ist ohne Gift. Allein die Dosis macht, daß ein Ding kein Gift ist.«   Paracelsus

Seit gut neun Jahren bin ich nicht mehr auf die Idee gekommen, mir Wurst und Fleisch zu kaufen. Ich esse höchstens mal bei Partys und Einladungen etwas mit, aber mein Appetit richtet sich dann sofort wieder auf Speisen, die sich im Mund richtig auflösen lassen und während des Kauens den guten Geschmack beibehalten, ja das Geschmackserlebnis noch erhöhen. So hat meine Vorliebe zum Fleischgenuß von selbst aufgehört.

Der Grund: Unser Appetit wird beeinflußt vom »Ersehnen einer Nahrung«, bzw. von der Vorstellung einer Speise, die uns (noch) etwas bedeutet. *»Dies geschieht in der Weise, daß durch diese Gefühlsäuße-*

So hat meine Vorliebe zum Fleischgenuß von selbst aufgehört

rung die sekretorischen Gehirnzentren beeinflußt werden, welche durch die Vagusnerven die Impulse in den Magen senden und dadurch das Fließen des Magensaftes verursachen.« (Dr. von Borosini)

Alles für die Saliva (Mundspeichel) Gesagte gilt auch für die Magen- und Darmsekretion. Da ich den Fleisch- und Wurstgenuß (durch richtiges Ausschmecken!) nicht mehr »ersehne«, werden auch nicht mehr die Mundsäfte frei, die mich früher gnadenlos dem Heißhunger ausgeliefert haben.

Übrigens: Auch der Amerikaner Horace Fletcher (»Wie ich mich selbst wieder jung kaute – im Alter von 60 Jahren«) aß bis zu seiner Kauentdeckung Fleisch, ist dann aber durch das Erwachen seines Geschmackssinnes und auf Grund eingehender Studien seines Nahrungsbedürfnisses und seines Appetits zu der Ansicht gekommen, daß er jetzt andere Dinge lieber haben würde als ein *»Stück totes Schwein zwischen zwei Scheiben herrlich schmeckender Semmel«*.

Auch sein Übersetzer, Dr. von Borosini, den das richtige Kauen nach schwerem Leiden wieder zu einem gesunden, begeisterten Menschen und Arzt gemacht hat, schreibt:

»Ich bin beileibe kein extremer Vegetarier, habe aber die Überzeugung gewonnen, daß einige Aufmerksamkeit auf die Winke der Natur mithin des normalen Appetites, den Menschen nach und nach vom Fleischgenuß immer mehr abbringen, um sein Augenmerk auf solche Nahrungselemente zu richten, welche direkt vom Herzen der Natur kommen, und diejenigen zweiter Hand, die schon einmal verdauten und in Fäulnis übergehenden, welche den Karnivoren (Fleischfressern) zur Nahrung dienen, zu vermeiden und nur im Notfalle sich ihrer zu bedienen. Viel Fleisch erzeugt Gelüste, macht intemperent, gierig und verleiht wohl augenblicklich, aber keine ausdauernde Kraft. Es wirft sich also die Frage auf, ob wir im 20. Jahrhundert derartige Kraft benötigen, vor allem wenn wir wissen, daß dadurch unser Leben verkürzt und der Krankheit Tür und Tor geöffnet wird.«

Richtige Eßgewohnheiten

Der oben schon erwähnte Dr. van Someren, den das richtige Kauen ebenfalls von einer schweren Krankheit befreit hat, berichtet von einer ähnlichen Wandlung seines Appetits:

»Wenn auch nicht in Abrede gestellt werden darf, daß die Einnahme von Nahrung, sowohl schwer- als leichtverdaulicher und vor allen Dingen gute Weine zu trinken eine Freude ist, so sind die Mengen, welche von diesen Speisen und Getränken genügen, um den Appetit vollkommen zu befriedigen, viel geringer als früher, während der Organismus ganz augenscheinlich einfachere Nahrung bevorzugt. Ich kann mir keine schönere Mahlzeit vorstellen, als die aus gutem Schwarzbrot, Eiern, Butter, Käse und Sahne zusammengesetzte. Diese mit frischen Gemüsen und wenigen Früchten machen meine Speisekarte aus.«

Eine solche Tendenz des Vorziehens einfacher Speisen ist allgemein die Erfahrung derjenigen, die wieder in den Besitz des richtigen Schluckreflexes gelangen.

Vorziehen
einfacher
Speisen

> Gerade für unsere »Just-in-time-Generation« erweist sich die neue Kaulust als ein Fels in der Brandung. Denn: Der falsche Umgang mit dem Gaumen ist bestimmt auch schuld an der permanenten Ablenkung vom Wesentlichen: »Wir denken selten an das, was wir haben, jedoch immer an das, was uns fehlt.« (Schopenhauer)

Schmauen heißt die Formel für Glück und Gesundheit: Den Bissen ausschmecken, und Du denkst freiwillig an das, was Du hast, (den Bissen im Mund!), Deine Gedanken sind dann nicht länger nur bei dem, was Du noch nicht hast.

Wir sind die Verursacher unseres eigenen Schicksals, nicht die anderen. Jeder könnte die Welt verändern, wenn er nur bei sich selbst anfangen wollte. Wenn er richtig kaut.

Was wir aus dem Essen machen, was wir aus der Nahrung herausziehen, das ist das Entscheidende.

Ich war sehr krank und wog über zwei Zentner. Seit neun Jahren bin ich ein neugeborener, gesunder Kerl und wiege 75 Kilo. Mein Rezept für Gesundheit, Glück und die Traumfigur ist: Die dynamische Kraft lebendigen Kauens. Diese Kraft weist Dir den Weg, und Du entdeckst ein neues Phänomen, daß man mit so wenig so schnell satt und glücklich sein kann!

Neues
Phänomen

> Aus einem Stückchen Brot wird Energie.
> Entsteht Körper, Geist und Seele.
> Jeder hat den Schlüssel dafür. Jetzt!
> Das Schlüsselerlebnis im Mund öffnet das Tor zum Paradies.
> Kauen schenkt Dir den Schlüssel, der ins richtige Schloß paßt.
> Kauen ist der Wegweiser zum Glück!
> Wer richtig kaut, der weiß, wie's Leben schmeckt!
> KAUEN –
> Das ist Dein Leben!

Mein Heureka-Erlebnis

In den letzten Jahren bin ich immer wieder gefragt worden, wie ich denn auf die Kauidee gekommen sei. Hier ist meine Geschichte:

Die erste Spur

Natürlich half der Zufall mit, wenn es den überhaupt gibt. War es ein Schutzengel? Oder eine Fügung? Das große Erlebnis, dieses Glück, kam in der Gestalt eines Hundes zu mir. Es war meine kleine Lola, das Hundchen meiner Mutter. Eine Promenadenmischung, halb Spitz, halb Dackel.

> Einem Hund habe ich die Entdeckung des richtigen Kauens zu verdanken.

Unsere Lola hat mich auf die erste Spur gesetzt, an deren Ende eine Eß-Revolution stehen sollte.

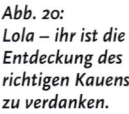

Abb. 20:
Lola – ihr ist die Entdeckung des richtigen Kauens zu verdanken.

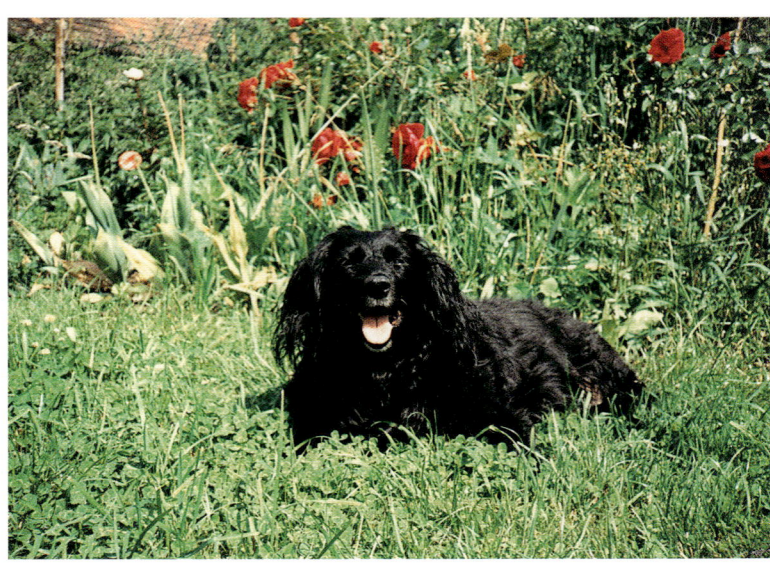

Es geschah im Sommer 1988 ...

In diesem Sommer machte ich zusammen mit Lola die große Entdeckung. Lola ging es seit Jahren nicht besonders gut. Sie hatte Übergewicht, Juckreiz, verlor das Fell und bettelte pausenlos. Die Tierärzte waren ratlos. Diagnostizierten eine Gebärmutterentzündung, vermuteten eine Scheinschwangerschaft. Lola bekam starke Medikamente. Es wurde nicht besser. Lola fraß den ganzen Tag, sie hatte schrecklichen Heißhunger, und sie bettelte unentwegt.

Es war nervenaufreibend. Saßen wir zu Tisch, mußten wir uns ständiges Pfeifen, Bellen und Jaulen anhören.

Lola hätte den lieben langen Tag fressen können. Das Tierchen tat mir richtig leid. Eines Tages warf ich ihr während des Essens genervt (denn Lola jaulte wieder) ein großes, hartes Stück Brot zu.

Das Wunder geschah!

Lolas Bettel-, Pfeif- und Jaulkonzert war mit einem Male verstummt, total abgestellt. Sie beschäftigte sich umgehend mit dem steinharten Brot, konzentriert und voller Leidenschaft. Alles andere, was auf unserem Eßtisch noch lag, interessierte sie nicht mehr.

Ich beobachtete Lola: Genüßlicher konnte man gar nicht mehr fressen. Für sie war dieser steinharte Bissen die größte Delikatesse. Der Speichel floß an ihren Mundwinkeln herunter, und sie kaute wie eine Weltmeisterin. Ich traute meinen Augen nicht. Nie hätte ich so etwas für möglich gehalten. Und immer noch war sie am Kauen. Früher hätte sie in der Zwischenzeit den ganzen Eßtisch abgeräumt, und alle Speisen, auch die größten Fleischbrocken, im Telegrammstil hinuntergeschlungen. Und ihrem dicken Bauch und den erkrankten Organen wieder Schlimmes angetan.

Aber so kaute sie in Ruhe genußvoll weiter, wie an einem Knochen, bis die harte Brotkante durch den Speichel aufgeweicht war und die neue Delikatesse (schwanzwedelnd) geschluckt, ja »verinnerlicht« war. Lola ließ sich von unseren staunenden Blicken und Kommentaren keinen Augenblick stören. Nach jedem Schluck schleckte sie fleißig mit der Zunge nach und schickte auf diese Weise (wie ich heute weiß) noch weitere wichtige Verdauungsfermente in den Magen zu der schon optimal vorbereiteten (weil gut durchkauten) Nahrung.

Das steinharte Stück Brot muß der höchste Gaumenkitzel gewesen sein. Mit dieser List konnte ich unser Sorgenkind Lola von der Schling- und Freßsucht abbringen.

Von einem Tag zum andern fraß sie nur noch ein Fünftel der früheren Menge, nahm rapide ab und bekam binnen kürzester Zeit wieder ihr Idealgewicht. All ihre anderen Wehwehchen verloren sich ebenso.

Das Fell wuchs wieder glänzend nach. Und sogar ihr jugendlicher Spieltrieb kehrte zurück. Dabei war sie schon über zwölf Jahre alt. Beim Essen hatten wir alle in Zukunft unsere Ruhe, denn Lola kaute auf ihrem steinharten Brot.

Ich machte mit Lola noch weitere Experimente:
Die große Brotkruste zerteilte ich in kleine Stückchen.

> Jetzt geschah das nächste Wunder: Lola kaute auch auf diesen kleinen Bröckelchen. Schluckte sie nicht etwa – weil sie sehr klein waren – hastig hinunter, wie es bei jeder anderen weichen Speise gewesen wäre. Nein, sie kaute auf diesen kleinen Stückchen genau so genüßlich und ausdauernd wie auf dem großen Brocken Brot.

Es war eine einzige Lust, ihr zuzuschauen. Nachdem ein winziges Bröckelchen verschluckt war, stellte sie die Öhrchen hoch und verlangte andächtig nach dem nächsten Stückchen.

Es machte mich sehr glücklich, daß ich unserem Hund helfen konnte. Und ich dachte viel darüber nach. Ich selbst litt damals unter schlimmsten Oberbauchbeschwerden. Ich wog fast zwei Zentner (heute 75 Kilo)! Ich hatte immer schrecklichen Heißhunger, der nur mit ständigem Essen zu stillen war. Es war die Parallele zur Situation unseres Hundes. Daher probierte auch ich das harte Brot. Das Erstaunliche geschah: Es ging mir schnell besser. Heißhunger und Oberbauchbeschwerden verschwanden. Aber schon nach wenigen Tagen fiel ich wieder in die alten Eß-, Kau- und Schluckgewohnheiten zurück. Was nicht verwunderte, denn schließlich war ich es mein Leben lang so gewohnt. Und wenn ich zwischendurch einmal daran dachte, meinen Bissen länger zu kauen, so waren meine Gedanken im nächsten Augenblick schon wieder ganz woanders, bloß nicht im Mund. Und mein Bissen rutschte mir nach ein paar Kaubewegungen wieder zu schnell durch den Schlund.

Ich war noch nicht mal ein Schlinger

> Dabei war ich noch nicht einmal ein Schlinger. Ich war meistens der letzte, der mit dem Essen fertig war. Und doch, ich schluckte zu früh.

Niemand kann etwas dafür, daß er zu früh schluckt, das weiß ich heute. Er schluckt einfach nach seiner gewohnten Art, genauso wie er in seiner gewohnten Art spricht, geht, Fahrrad- oder Auto fährt. Die Aktion geschieht unbewußt, und dennoch: Es ist ein bewußter Akt, den man durch eine kleine Veränderung (das ist die große Chance!) wieder zum Guten wenden kann. Trotz des großen Erfolgserlebnisses mit unserem Hundchen hatte ich es nicht geschafft, den Bissen länger als gewohnt zu kauen. Warum?

Der Mensch hat immer gleich eine wunderbare Ausrede zur Stelle, wenn es darum geht, einen Grund für sein eigenes Versagen zu finden. So konnte ich mir nicht vorstellen, daß meine höllischen Magenbeschwerden auf mangelndes Kauen zurückzuführen seien. Da müßten andere Ursachen eine Rolle spielen. Da müßten doch sicher Ärzte, Therapien, Entspannungspraktiken dafür zuständig sein. 20 Jahre Oberbauchbeschwerden! Irgend etwas mußte da doch sein, was Fachärzte noch nicht herausgefunden hatten, dachte ich mir immer wieder. Und daß unser Hundchen durchs richtige Kauen geheilt worden war? Sie war halt ein Genie, eine Kaukünstlerin. Mir schien die Sache zu einfach ... Ich glaube, weil wir Menschen denken können, machen wir alles so verdammt kompliziert.

Weil wir Menschen denken, machen wir alles so verdammt kompliziert

Das AHA-Erlebnis

Mein »Heureka«, mein endgültiges AHA-Erlebnis, stellte sich erst zwei Jahre später ein: Ich zog von Arztpraxis zu Arztpraxis, von Therapie zu Therapie, nahm Medikament nach Medikament. Es waren die größten Hämmer dabei, säurebindende, starke Präparate, die alles nur noch schlimmer machten. In dieser verzweifelten Phase lernte ich Prof. Dr. Sack kennen, einen bekannten Münchner Internisten, der mich quasi durchs Finale begleitete. Prof. Dr. Sack verstand es vortrefflich, meinen »Fall« zu behandeln. Obwohl er in seiner Praxis mit Künstlern vertraut war (aber vielleicht auch deswegen), ließ er nie den Verdacht aufkommen, daß meine vorgetragenen Symptome nur durch den Schauspielerberuf bedingt seien, wie ich es oft von anderen Ärzten zu hören bekommen hatte. Man schob die Schmerzen auf mein »dünnes Fell« oder auf meine Sensibilität. Ich erinnere mich an einen Münchner Arzt (es war noch während der Schauspielschule, 1973), der mir nach einer Röntgenuntersuchung eröffnete:

»Herr Schilling, Sie sind Schauspieler und verfügen über ein sensibleres Nervenkostüm als andere Menschen. Sie verarbeiten Reize anders als normale Menschen.«

Bis dahin hat er vielleicht noch recht gehabt. Aber dann sagte dieser liebe Onkel Doktor noch:

»Der Magen ist Ihr schwächstes Organ. Ihre Schmerzen manifestieren sich daher in dieser Gegend. Damit müssen Sie von nun an leben.«

Das Wort »manifestieren« habe ich bis heute nicht vergessen. Man stelle sich vor, ich hätte an diese verhängnisvollen Allgemeinplätze geglaubt. Dieses Buch wäre nie entstanden. Vielleicht wäre ich auch nicht mehr am Leben. Und wenn, dann tablettensüchtig oder einer anderen schmerzstillenden Droge verfallen.

Bei allem Respekt vor der Wechselbeziehung von Körper, Geist und Seele. Chronisch kranke Menschen – bei denen überhaupt keine Therapie und kein Medikament mehr hilft – müssen aufpassen, daß sie sich nicht aufgeben, sich nicht unter dem Deckmäntelchen der psychosomatischen Medizin verstecken und ihre Beschwerden von den Ärzten in diese Schublade stecken lassen. Ich kann mich erinnern, wie ich bei neuen Ärzten gar nicht mehr sagte, daß ich Schauspieler sei, bloß um nicht von vornherein als »sensibler Künstler« abgestempelt zu werden, der's ja mit dem Magen haben muß.

Ganz anders bei Prof. Dr. Sack, ein guter Mensch und guter Arzt. In seiner wunderschönen Nymphenburger Praxis fühlte ich mich vom ersten Augenblick an richtig wohl. Seine angenehme freundliche Stimme, die ruhige Atmosphäre, die er verbreitete, all dies machte mich zuversichtlich für die bevorstehende Konsultation. Und Dr. Sack wollte es genau wissen. Nachdem er in meine Vita (sprich: jahrelange Odyssee) eingeweiht war, schlug er vor, daß wir alles noch einmal total durchchecken. Er vermutete wegen der noch immer ungeklärten Oberbauchbeschwerden (oder wie's im Fachjargon hieß: rezidivierendes Gastroduedenal-Syndrom) eine Stoffwechselerkrankung. Dr. Sack nahm diverse Untersuchungen vor, auch – um ganz **Gastroskopie** sicher zu gehen – eine Gastroskopie. Das ist die berühmte Kamera, die man mittels eines Schlauches vom Mund aus in den Magen geschoben kriegt. Fazit: Auch für Dr. Sack gab es keinen Hinweis auf die von mir beschriebenen Beschwerden (auch nicht nach der histologischen Untersuchung). Weitere Untersuchungen folgten. Ohne Ergebnis. Doch ich hatte bei Dr. Sack nie das Gefühl, »nur« Patient zu sein. Er behandelte mich wie einen Menschen, wie einen mündigen Patienten, der immer motiviert war, sein Problem selbst zu lösen.

Zu dieser Zeit (Herbst '89 bis Frühjahr '90) hörte ich von der Existenz eines geheimnisvollen Bakteriums mit dem Namen »Campylobacter pyloridis« (heute »Helicobacter pylori«). Es hieß, dieses Bakterium würde sich trotz der im Magen befindlichen Salzsäure im Magen-Darm-Trakt aufhalten und erfolgreich vermehren. Eine sensationelle Entdeckung!

Die »Campis« waren plötzlich für (fast) alles verantwortlich: Magengeschwüre, Magenschleimhautentzündungen. Überhaupt alles, was bisher als therapieresistent galt und Oberbauchbeschwerden verursachte, wurde nun plötzlich auf diese »Campis« geschoben.

Ein Bakterium, das salzsäureresistent ist – das ist es! Das ist die Lösung meines Problems!

Ich berichtete Dr. Sack von meiner Entdeckung. Ich hatte auch schon Informationsmaterial über die »Campis« dabei. Ich wollte meinen Fall doch endlich selbst in die Hand nehmen. Und auch hier ein Kompliment für Prof. Dr. Sack: In meinem ungestümen Forschungsdrang behandelte er mich wieder zuvorkommend und reagierte wie ein Freund, wie ein richtiger Partner. Vor allem ließ er mir das Gefühl, daß ich weiter Regie führen durfte im Drama meiner Gesundwerdung. Prof. Sack machte wegen meines Verdachtes auf »Campylobacter pyloridis« erneut eine Gastroskopie. Ich schluckte diese scheußliche Kamera bestimmt schon zum zwölften Male. Und tatsächlich: In der spezial-histologischen Untersuchung stieß man im Labor auf ein ganzes Heer von Bakterien der Sorte »Campylobacter pyloridis«. So paradox es klingt, aber ich war glücklich, endlich die Ursache meines Leidens gefunden zu haben. Um den feindlichen »Campis« in meinem Magen den Garaus zu machen, wurden mir die damals (1989) noch dafür angezeigten Wismuth-Präparate verschrieben. Ich nahm sie fleißig ein, doch die Schmerzen blieben. Monatelang schluckte ich Wismuth-Präparate, doch die Schmerzen blieben.

Dafür bekam ich Verstopfung. Schließlich trat auch noch Speichelmangel ein, worauf ich schon aus beruflichen Gründen besonders allergisch reagierte. Mit trockenem Mund kann man nicht richtig sprechen, zumindest nicht phonetisch korrekt. Das Handwerkszeug des Schauspielers ist lahmgelegt.

Die »Campis«, meine letzte ganz große Hoffnung, auch sie kamen also nicht in Frage als Ursache meiner Oberbauchbeschwerden. Ein anderer Arzt verschrieb mir sogar Antibiotika, für den Fall, daß die »Campis« zu hartnäckig gewesen wären. Die Schmerzen blieben ...

Nun kam ich wieder in die Stimmung, daß ich schon froh gewesen wäre, man hätte überhaupt eine Ursache entdeckt (und sei sie noch so ernst), nur um endlich eine Erklärung für diesen brennenden Schmerz im Oberbauch zu bekommen.

Doch schon im nächsten Moment war sie wieder da: die Power. Immer wieder spürte ich diese Kraft in mir, die in jedem Menschen steckt und sich besonders in der größten Not bemerkbar macht. Ich wollte weiterkämpfen, weitersuchen, was mit mir los sei. Ich mußte die Ursache finden. Koste es, was es wolle. Um absolut sicher zu sein, daß die Schmerzen von keinem organischen Befund herrühren, entschied ich mich noch für eine Koloskopie. Eine Darm-Untersuchung, bei der die Kamera nicht durch den Mund, sondern von der

Ich mußte die Ursache finden, koste es, was es wolle

anderen Seite des Verdauungstraktes anal eingeführt wird. Ergebnis der Untersuchung: »Kein Befund!« Nur die Diagnose »Spastisches Kolon« wurde festgehalten, aber das hatte nichts zu bedeuten. Diese Verkrampfung des Darmes kam wohl durch die Untersuchung (ohne Betäubungsspritze) zustande*. Laut den Untersuchungen war ich also kerngesund, und doch hatte ich den ganzen Tag Schmerzen, die nur durch Essen leicht zu lindern waren. Kurz nach dem Essen ging es dann wieder los, deshalb auch »Nüchternschmerz«. Außerdem hatte ich ewig Probleme mit meiner Figur. Kein Wunder, denn Essen war schließlich meine einzige Medizin. Ich war soweit, daß ich auf eigene Kosten in die berühmte Majo-Klinik in die U.S.A. fliegen wollte, nur um endlich eine Erklärung für meine Oberbauchbeschwerden zu bekommen.

Im Beruf des Schauspielers läuft's oft kurios ab. Entweder geht gar nichts, oder das Glück kommt gleich in dreifacher Gestalt. So auch in dieser Phase: gute Engagements fürs Fernsehen, Dreharbeiten in Spanien für einen Science-Fiction-Mehrteiler, eine Rolle in der Serie »Ein Schloß am Wörthersee« und diverse Theatergastspiele. Und dann gab es sogar einen künstlerischen Höhepunkt: Mein Debut als Sänger.

Ein heißgeliebter Wunsch von mir ging in Erfüllung. Marguerite Kollo gab mir die große Chance, indem sie mich für die Hauptrolle der berühmten Operette von Walter und Willi Kollo »Wie einst im Mai« in der Philharmonie Köln engagierte. Ärgste Schmerzen begleiteten mich bei dieser Arbeit, auf die ich mich doch so sehr gefreut hatte. Ich spielte und sang den »Fritz Jüterbog«. Doch in meinem Oberbauch sah es schlimm aus. Ich mußte vor lauter Schmerzen immer wieder essen, doch nichts half. Gottseidank ging die Premiere erfolgreich über die Bühne. Aber das Wichtigste und Schönste war mir mal wieder genommen worden: Der Spaß! Wegen der ganzen Qual im Oberbauch ...

Erlösung im Sommer 1990

Nach München zurückgekehrt, dachte ich daran, mich wegen der Schmerzen in eine Psychosomatische Klinik zu legen. Oder gleich nach Lourdes zu pilgern. War die Ursache doch psychologisch?

* **Achtung! Wichtig auch für Vorsorge-Untersuchungen:** Eine Darmuntersuchung ist heute überhaupt nicht mehr unangenehm. Denn es gibt neuerdings zum Glück die »sanfte Endoskopie« (nach Dr. med. Albert Eimiller, München). Durch den »sanften Schlummer« wird jede Magen- und Darmuntersuchung fast schon zum Vergnügen. Jetzt kann man endlich mal richtig entspannen.

Dann (die Fußball-Weltmeisterschaft in Italien war gerade zu Ende, und Deutschland wurde zu meiner großen Freude Fußball-Weltmeister) rief eines Tages im Juli 1990 Willy Millowitsch bei mir an und fragte mich, ob ich Lust hätte, mit ihm zusammen in Köln ab August Theater zu spielen in dem Stück »Unser Freund Anton«, das vom WDR auch fürs Fernsehen aufgezeichnet würde. Zunächst freute ich mich riesig. Aber dann checkte ich meine Termine ab. Es paßte zeitlich nicht richtig rein, ich mußte andere TV-Angebote verschieben, zum Teil auch absagen. Außerdem fiel auch mein fest geplanter Urlaub voll in die Millowitsch-Zeit. Und, und, und ...

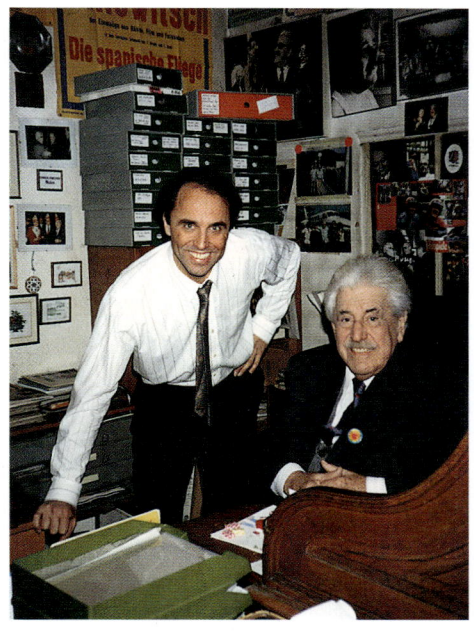

Ich spürte eine große Unruhe wegen der zu treffenden Entscheidung. Meine Oberbauchbeschwerden wurden durch solchen Streß nicht besser.

Abb. 21: 1990 mit Willy Millowitsch: Zum ersten Mal schmerzfrei auf der Bühne und schon 10 Kilo weniger auf den Hüften!

Außerdem mußte ich in Köln für die Zeit des Theatergastspiels von August bis Dezember eine geeignete Wohnung finden. Meine ersten Versuche übers Telefon schlugen fehl. Lauter ungeklärte Fragen, die nervten. Stechender Druck im Bauch und Heißhunger meldeten sich wieder. Es wurde immer schlimmer. Zu allem Überfluß herrschte draußen eine schreckliche Schwüle, man bekam in der Stadt kaum Luft. Im Sommer waren die Schmerzen am unerträglichsten, ich hielt es kaum noch aus. Trotz der erfreulichen beruflichen Situation war jetzt alles schrecklich. Dieser brennende und stechende Schmerz im Oberbauch machte mich fertig, machte mich wahnsinnig. Seit 20 Jahren Tag und Nacht. Grausam! Und plötzlich hatte ich die Idee! In dieser Stunde der totalen Verzweiflung, der Schmerzen, des beruflichen Zeitdrucks kam es wie ein Blitzstrahl über mich.

Was hatte vor zwei Jahren dem Hund meiner Mutter geholfen? Das harte Brot. Das Kauen. Das Einspeicheln des harten Bissens. Der Hund konnte sein Fressen nicht mehr runterschlingen, weil das Brot hart war. Er mußte es notgedrungen kauen, einspeicheln, um es überhaupt schlucken zu können. Und später die kleinen Bröckelchen hätte er ja jederzeit auch schlucken können, doch er tat es nicht. Es mußte ihm also besser geschmeckt haben, weil er länger darauf kaute. Lola nahm durch diese (Fr)eßweise sofort ab, verlor den Heißhunger, wurde schlagartig gesund. Es dämmerte mir immer mehr. Ich hatte es doch auch schon einmal probiert, meine Schmerzen hatten sofort nachgelassen. Doch nach kurzer Zeit waren mir die Bissen wieder zu früh den Schlund hinuntergerutscht, wie gewohnt, ich erinnerte mich genau. Ich hatte damals in meiner Paderborner Theaterwohnung überall Zettel aufgehängt:

»*Jeden Bissen mindestens 30 Mal Kauen!*«

Doch es gelang mir nicht, ich hatte nicht die geringste Chance. Warum nicht? Mir wurde folgendes klar: Ich war mit meinem Bewußtsein nicht beim Essen. Ich war mit meinem Bewußtsein nicht ganz im Mund. Ich spürte den Bissen noch nicht intensiv genug. Ich fragte mich, warum ich den Bissen nicht spürte, warum mich die Gedanken wegholten. Wie kann ich mit meinen Gedanken, mit meinem Gefühl, mit meinem ganzen Bewußtsein intensiv beim Bissen im Mund bleiben? Es müßte doch irgendwie möglich sein, genau so, wie man doch beim Autogenen Training den Körper, die Schwere, die Wärme spürt und beim Yoga den Atem. Warum funktioniert es da? Warum nicht beim Bissen im Mund? Bei der wichtigsten Handlung unseres Lebens. Wie oft habe ich schon gelesen, daß unsere Nahrung, ungenügend gekaut, in unserem Darm Fäulnis, Gärung, gefährliche Gifte hinterläßt und dadurch den Organismus, den ganzen Menschen krank macht. Mein Übergewicht, mein Heißhunger konnte nur mit dem Kauen zusammenhängen. Unserem Hund Lola hatte es geholfen. Mir hatte es geholfen, bis mich die Gewohnheit des hastigen Schluckens wieder einholte.

> Es muß doch möglich sein, durch Konzentration den Bissen länger als gewohnt im Mund zu behalten. Wie konzentriere ich mich noch intensiver auf das Essen? Wie konzentriere ich mich auf den Bissen?

»Jeden Bissen mindestens 30 Mal kauen!« hatte ich damals auf all die Zettel in meiner Wohnung geschrieben. Doch hatte ich die 30 Kaubewegungen mitgezählt? Natürlich hatte ich nicht mitgezählt. Wie konnte ich dann wissen, daß ich 30 Mal gekaut hatte? Die Gedanken hatten mich doch bestimmt schon nach der fünften Kaubewegung vom Bissen weggeholt.

> **Ich hab's! Zählen, zählen ist die Lösung!**
>
> Wie kann ich die Kaubewegungen kontrollieren, steuern? Wie kann ich noch konzentierter dranbleiben am Bissen? Ich hab's! Zählen, zählen ist die Lösung! Ich muß zählen. Jede Kaubewegung muß ich zählen, schweigend mitzählen. Jeden Bissen regelrecht auszählen. Nur so bleibe ich mit meinen Gedanken, mit meinem ganzen Gefühl auch ausschließlich beim Bissen im Mund.

Das war es! Das mußte es sein! Ich fühlte es instinktiv. Ich war total aufgekratzt, ging in die Küche, nahm ein kleines Stückchen Brot in den Mund, fing an zu kauen mit dem Vorsatz, es nicht gleich zu schlucken, sondern jede Kaubewegung mitzuzählen, bis das Stückchen Brot verflüssigt war. Ich zählte, war total motiviert. Sofort spürte ich dieses Stückchen Brot ganz anders auf meiner Zunge als früher. Ich spürte, wie der Speichel floß und das Brot auflöste. Ich spürte viel mehr als sonst. Wie herrlich schmeckt trockenes Brot! Unglaublich! Ich konzentrierte mich total auf den Vorgang im Mund, schloß sogar die Augen dabei. Ich empfand den Geschmack des Brotes auf eine ganz neue wunderbare Weise. Ich war jetzt bei der achten Kaubewegung. Schon spürte ich, wie der halbaufgelöste Bissen in Richtung Schlund gezogen wurde und »verschwinden« wollte. Aber ich ließ mich nicht überrumpeln. Vierzig Kaubewegungen hatte ich mir für diesen einen Bissen vorgenommen. Und die schaffte ich! Nichts rutschte mehr zu früh runter! Die Zunge hatte alles unter Kontrolle. Ich war mühelos bei Kaubewegung Nummer zwanzig angelangt. Und etwas Wunderbares passierte: Der Bissen Brot schmeckte immer besser. Einfach riesig!

Ich zähle weiter, schließe wieder die Augen, um dranzubleiben. Das Gefühl ist irre ... unglaublich, es schmeckt immer besser und besser. Ich bin schon bei Kaubewegung Nr. 35 angelangt. Der Bissen ist fast total verflüssigt.

Und ich habe noch immer einen Teil davon im Mund und möchte ihn noch immer nicht hergeben, noch nicht schlucken, er schmeckt noch zu gut. Ein paar Mal schon schob er sich unauffällig über den hinteren Zungenrücken in Richtung Rachen. Der alte Schluckimpuls! Vier, fünf Mal habe ich den alten (viel zu frühen!) Schluckimpuls schon überlistet und habe nicht alles geschluckt, nur die ausgeschmeckten Anteile. Und ich schmecke weiter aus. Ich hab's geschafft, ich weiß es, ich spüre es! Ich kaue nicht nur, sondern ich spiele mit dem Bissen wie ein Kind, knete ihn, liebkose ihn, ich drücke ihn rauf und runter. Inzwischen bin ich spielerisch bei fünfzig Kaubewegungen angelangt. Nur durchs Zählen war dies möglich!

Ich entdecke ein völlig neues Geschmackserlebnis in meinem Mund. Das muß jetzt die Aufspaltung, die Umwandlung der Speise sein, von der ich schon so oft gehört und gelesen habe, die ich aber noch nie in meinem Mund erlebt habe. Die Aufschließung der Nahrung, dieses Wunder der Natur, passiert jetzt in meinem Mund.

Dieses Wunder der Natur passiert jetzt in meinem Mund

Die chemische Reaktion – wie es im Fachjargon so nüchtern heißt –, bei der sich der Speichel mit den Geschmacksstoffen der Nahrung so innig vermischt, daß es zum ganz großen Geschmackserlebnis kommt, hier in meinem Mund ist das Ereignis! Ein wahnsinniges Feeling! Ich bin glücklich. Die Natur hat durch meine Geduld, durch mein ausgiebiges, genußvolles Kauen das Kohlenhydrat, die Stärke des Stückchen Brotes verwandelt in einen wunderbaren, traubenzuckerähnlichen Geschmack. Ich genieße meine »Belohnung« noch lange im Mund, bis sie wie von selbst in den Magen gleitet.

Kein forcierter Schluckakt mehr

Kein forcierter hastiger Schluckakt mehr. Essen ist plötzlich so harmonisch wie Einatmen. Das ist das Geheimnis von Gesundheit und Zufriedenheit.

Durchs Mitzählen habe ich alles unter Kontrolle. Durchs Mitzählen einer jeden Kaubewegung bleibt mein ganzes Sein, die Kraft meiner Gedanken, die Kraft meiner Konzentration in jedem Augenblick ungeteilt beim Bissen im Mund. Und es schmeckt immer besser und besser. Warum sollte ich also zu früh schlucken? Wenn ich zähle und mit meinem ganzen Bewußtsein im Mund bin, geschieht alles wie von selbst: Ich spüre, wie die Zunge instinktiv die richtige Bewegung macht, wenn der Bissen zu früh nach hinten rutschen möchte. Reflexartig bildet sie einen Bogen und befördert den noch nicht genügend gekauten Anteil des Bissens wieder nach vorn in die Genußhöhle, wo ich ihn weiter »bearbeite«, bis zur jeweiligen Schluckreife.

Von zehn bis fünfzehn Bissen Brot bin ich gesättigt. Ich kann es kaum glauben, gehe in mein Arbeitszimmer, schaue in den Spiegel und gehe wieder zurück in die Küche. Ich kann's nicht glauben ... der Hunger ist weg! Wo ist mein Heißhunger? Wo ist der Hungerschmerz, der nie nachließ im Bauch? Er ist weg! Ein Wunder ist geschehen. Nein, kein Wunder ist geschehen, ich habe nur richtig gekaut! Ich weine vor Glück, fasse wieder an den Oberbauch, taste alles ab, kneife mich in die frühere Schmerzstelle. Ob alles nur ein Traum ist? Nein, es ist wahr, es ist tatsächlich alles frei und entspannt im Oberbauch.

Welch eine Regenerationskraft in unserem Organismus steckt! Wie gütig die Natur ist, wenn man ihre Winke versteht! Mein Wunder ist gar kein Wunder. Es ist die naturgemäße Reaktion meines Körpers auf eine naturgemäße Aktion: Das richtige Kauen!

Ich wußte, ich war geheilt. So ist es bis heute geblieben. Und so wird es für immer bleiben, davon bin ich überzeugt. Die letzten neun Jahre haben mein Leben einschneidend verändert. Ungeheuerliches ist passiert, Neues, Kreatives hat sich entwickelt. Allein dieses Glück würde ein Buch füllen ... Seit jenem 20. Juli 1990 verstehe ich endlich den berühmten Ausspruch »Carpe diem«.

Täglich fühle ich mich wie neugeboren. Täglich offenbaren sich mir beim Essen reine Wunder an angenehmen Empfindungen.

Mein Appetit nahm völlig neue Neigungen an. Manchmal lasse ich ganze Mahlzeiten ausfallen, oder ich esse sogar den ganzen Tag freiwillig nichts, ohne dabei Hunger zu spüren. Denn mein Körper ist noch gesättigt durch die Mahlzeit davor.

Die Nahrung, die ich zu mir genommen habe, ist verwertet oder, wie man in der Fachsprache sagt, »assimiliert« worden. Das günstigste Ergebnis für den

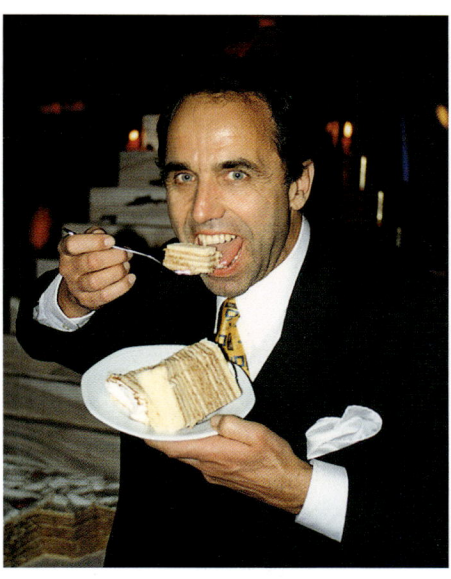

Abb. 22: Sensationelles Resultat des richtigen Kauens: Man kann zu jeder Zeit und in jeder Stimmung essen, was und wieviel man will. Es ist alles erlaubt. Weg vom Verbot. Hin zur LUST!

Organismus. Das Gegenteil sind Fäulnis, Gärung, Giftstoffe, die im Dünn- und Dickdarm verbleiben als Folge der nicht verdauten, weil nicht richtig gekauten Nahrung. Diese Giftstoffe, die vom Dünndarm aus dann ins Blut und zu den Zellen fließen, sind verantwortlich für alle nur möglichen organischen Erkrankungen und für den fast unbesiegbaren Heißhunger. Wenn man dann wieder ißt, läßt der Schmerz deswegen nach, weil die Verdauungsarbeit beginnt. Ist diese abgeschlossen, widmet sich der Organismus wieder der Säuberung des verdreckten Darmes, was zur Folge hat, daß neuer Hungerschmerz entsteht! Hier nochmals fachlich ausgedrückt von Dr. med. Rauch:

»Fällt die Nahrungszufuhr zur gewohnten Zeit weg, so wendet sich der kranke Darm inzwischen der dringlichen Aufarbeitung des Darmschmutzes zu, was den Eintritt von Giften in die Blutbahn und Beschwerden zur Folge hat wie Heißhunger, Magendruck, schmerzhafter Leerezustand in Magen und Darm, Nüchternschmerz, Übelkeit, Schwindel, ›Schwächeanfall‹. Ißt der Kranke dann wieder, so wird nur mehr die neue Nahrung verarbeitet, während der Darmschmutz liegen bleibt. Die Selbstvergiftung und ihre Erscheinungen gehen dadurch für den Augenblick zurück. Daher essen solche Menschen immer wieder, um ihre vermeintlichen Hungersymptome, die jedoch Krankheitssymptome darstellen, zu unterdrücken. Solche Menschen glauben, gleich verhungern zu müssen, wenn sie mal durch einige Stunden nichts oder nur wenig zu sich nehmen. Aber sie irren.« (aus: »Darmreinigung« nach F. X. Mayr von Dr. med. Erich Rauch)

In irgendeiner Arztpraxis hab ich den Spruch entdeckt: »*Es ist später, als du denkst!*«

Er bezieht sich darauf, daß laut F. X. Mayr selbst der Gesunde nur ein Scheingesunder ist. Er verspürt nur noch keine Symptome, aber durch Ernährungsfehler hat er längst ein verdrecktes Darmsystem und verfügt dadurch nicht über die optimale Verdauungskraft (auch wenn nichts schmerzt). Ich darf etwas beruhigen und den Spruch abwandeln in:

> »Es ist zwar schon später, als Du denkst, es ist aber noch nicht zu spät!«

Kauen ist die Kraft die alles schafft

Kauen ist die Kraft, die alles schafft. Je eher wir starten, desto besser ist es natürlich für unseren Organismus.

Ganz wichtig:
Die Zielformulierung des Kau-Aktes und das Mitzählen der Kaubewegungen in der Anfängerphase nicht vergessen. **Und übe unbedingt allein!** Denke daran:
»Nichts kann ohne Einsamkeit vollendet werden.« (Pablo Picasso)

Es ist die wichtigste Voraussetzung für ein erfolgreiches Gelingen der neuen Kautechnik. Sonst geht nichts. Es sei denn, Du möchtest meine Umwege gehen. Habe keine Scheu vor dem Zählen! Ich gebe zu, es mutet anfangs etwas mechanistisch an. Doch das Gehirn verbindet jede Kaubewegung mit dem Mehr-Genuß im Mund. Damit verbindet sich lustmäßig der Mehr-Genuß auch mit dem Mitzählen. Da der Mensch immer danach strebt, Lust zu gewinnen und Unlust zu vermeiden (ein Naturgesetz!), wirst Du schon nach kurzer Zeit aufs Mitzählen der Kaubewegungen gar nicht mehr verzichten wollen, ja nicht mehr verzichten können, weil es einfach Spaß macht. Außerdem ist damit automatisch noch ein anderes Problem gelöst: während des Essens nicht zu reden, was bei so vielen Menschen ein Zwang ist.

> Die Gewohnheit, essen und reden zu verbinden, wird jetzt stillschweigend abgelöst durch die neue »Macke«: essen und mitzählen (der Kaubewegungen).

Mir hat das Mitzählen gleich einen Riesenspaß bereitet, und ich habe es von Anfang als ein Wettspiel empfunden, das mich immer mehr anstachelte. Ich hatte den Ehrgeiz, richtige Rekorde aufzustellen. Ich erinnere mich an Zählzeiten von über 200 Kaubewegungen pro Bissen.

Und noch mal auf Willy Millowitsch zurückzukommen:

Ich habe sein Angebot im Sommer 1990 natürlich angenommen. Ich fand auch eine schöne Wohnung in Köln, in der Universitätsstraße, ganz in der Nähe des berühmten Millowitsch-Theaters. Es war eine sehr eindrucksvolle Zeit. Jeden Abend Vorstellung mit dem Stück »Mein Freund Anton«. Zum ersten Mal in meiner ganzen beruflichen Laufbahn als Schauspieler hatte ich keine Schmerzen im Oberbauch. Ich kann kaum beschreiben, welche Freude ich darüber empfunden habe und welche Kraft ich aus diesem neuen Leben schöpfte! Grenzenlose Energien standen mir zur Verfügung. Ich spürte es auch daran, daß ich neben den allabendlichen Theatervorstellungen bei Millowitsch noch alle möglichen Fernseh-Drehs annahm, was normalerweise zeit- und kräftemäßig ein Unding ist. Man muß ja abends immer wieder rechtzeitig zur Vorstellung im Theater sein, sonst wäre bei Willy der Teufel losgewesen. Das Haus war allabendlich ausverkauft, doch ich drehte nebenbei in München das Fernsehspiel »Ehe auf Zeit« mit Dr. Eberhardt Itzenplitz. Dann ebenfalls in München mit Gustl Bayrhammer das Fernsehspiel »Stein und Bein« unter der Regie von Wolf Dietrich. Außerdem noch einen Krimi in Berlin mit F. J. Gottlieb. Und schließlich düste ich auch noch nach Frankfurt rüber und spielte unter der Regie von Dr. Dieter Wedel den »Revisor« im »Großen Bellheim«.

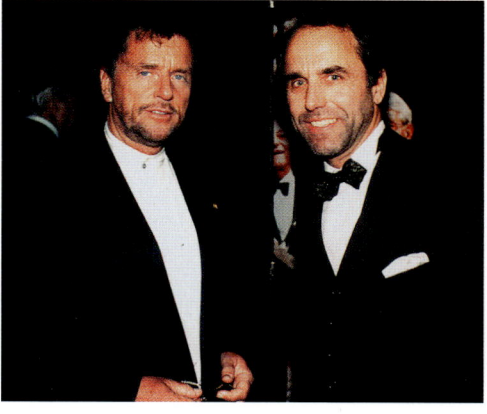

Oft gab es auf den Flughäfen unangenehme Verspätungen. Früher hätte mir da der Angstschweiß im Gesicht gestanden, ob ich wohl abends rechtzeitig im Theater bei Millowitsch bin etc. Aber durch meine Neugeburt, durchs richtige Kauen, war ich ein anderer Mensch geworden. Ich steckte den Streß locker weg. Einmal hätte ich wegen eines ausgefallenen Fluges tatsächlich um ein Haar die ausverkaufte Theatervorstellung im Millowitsch-Theater versäumt, eine Katastrophe! (Gottseidank hat er's nie erfahren!) Aber auch diese Situation wurde gerade noch gemeistert: dank einer abenteuerlichen Motorradfahrt über die Autobahn. Und so stand ich rechtzeitig in meiner Rolle als durchtriebener »Ingenieur Kirchner« neben Willy Millowitsch auf der Bühne.

Abb. 23: Regisseur Dr. Dieter Wedel und Jürgen Schilling nach erfolgreicher Zusammenarbeit in »Der Große Bellheim« und »Die Affäre Semmeling«

Wenn ich nach der Vorstellung im Millowitsch-Theater in meine Wohnung zurückkehrte und dabei durch den Uni-Park ging, dachte ich oft: »Kontrolliere doch mal eben, ob dein Oberbauch noch schmerzfrei ist!« Ich faßte hin, und tatsächlich war alles noch okay! Es war ein Riesenerlebnis, die Gesundheit »abzutasten«.

Ja, ich bin von größter Dankbarkeit erfüllt, das richtige Kauen hat mir mehr geschenkt, als alles, was ich mir wünschen konnte auf dieser Welt. In den letzten Jahren habe ich oft an Pfarrer Sebastian Kneipp gedacht. Er war kein Arzt und hat durch eine einfache Entdeckung, durch das Wunder einer Selbstheilung in der Welt Furore gemacht. Kneipp hatte eine schwerkranke Lunge, als er sich bei grimmiger Kälte nachts in den Hof stellte und sich mit einer Gießkanne voll Wasser begoß. Professor Ziemssen bezeichnete diesen Mann noch als den »größten Kurpfuscher des Jahrhunderts«. Heute werden Pfarrer Kneipps Kaltwasserkuren in der ganzen Welt angewandt. Und die Kneipp-Kur ist die einzige Laien-Methode, die sogar wissenschaftlich anerkannt ist. Mein »Wunder der Selbstheilung« wurde durch eine ähnliche einfache Entdeckung ausgelöst, und auch ich bin kein Arzt.

Ich möchte dieses Heureka-Erlebnis, diese gesundheitsbringende Entdeckung, nicht für mich alleine behalten. Ich möchte dieses »Lebenselixier« gern weitergeben. Ich weiß, daß es vielen Menschen helfen kann, eine verlorengegangene Lebensqualität neu zu entdecken: Einfachheit! Den wertvollen Besitz von Einfachheit. Nie habe ich an etwas mehr geglaubt, als an diese Gesundheitsidee!

»Auf dem kleinsten Kleeblatt
funkeln Tropfen in des Mondes Licht.
Hoch und niedrig, reich und arm,
entbehrt den Glanz des Himmels nicht.«
Kaiser Mutuhito

Zum Schluß wünsche ich mir, daß ein berühmter Spruch, den man sich sonst nur in der Silvesternacht zuruft, von nun an das ganze Jahr über (möglichst vor jeder Mahlzeit!) herzlich die Runde macht:

GUTEN RUTSCH!

Der (K)Autor gibt Seminare und ist daran interessiert, ein Feedback seiner Leser zu erhalten. Schreiben Sie an das Büro: Jürgen Schilling, Sylvensteinstraße 5, 81369 München Fax: 089/7 21 39 26, E-Mail: kautor@juergen-schilling.de Web: www.juergen-schilling.de
www.deutschland-sucht-den-super-schmauer.de

Verzicht oder Lust?

Die »K-Frage« an *Thomas Gottschalk* und *Harald Schmidt*

Thomas Gottschalk & Harald Schmidt – unsere beiden Showmaster – kasteien sie sich wirklich? Und am Ende umsonst?

Ich freue mich, dass nach Thomas Gottschalk nun auch Harald Schmidt die genussreiche Kunst des Kauens entdeckt hat. Doch was mich ärgert, ist das falsche (frugale!) Image, das manche Medien in diesem Zusammenhang der F. X. Mayr-Kur anhängen. Und das schon seit Alt-Kanzler Kohls Zeiten!

Als Thomas Gottschalk zuletzt im Dr. F. X. Mayr Zentrum (Bad Hofgastein, Salzburger Land, Hotel St. Georg) kauend kurte, schrieb zum Beispiel die Bildzeitung: »*Seit sieben Jahren pilgert er ins Mekka der Entschlackung ... wo früher auch Alt-Kanzler Kohls Bauch knurrte.*« (BILD, 8.10.02) Die TZ München kommentierte Gottschalks Gesundkauen gar mit »*Gottschalk hungert*« (23.9.02)

Die Journalistin Katrin Wilkens (FAZ) berichtete nach einer abgebrochenen F. X. Mayr-Kur am Wörthersee in der Sonntags-FAZ vom 1.9.02: »*Noch am Bahnhof kaufe ich mir einen Schokoriegel.*«

Harald Schmidt outete sich am 16.12.02 in der TV-Sendung »Beckmann« (ARD) als begeisterter Kau-Jogger im Sinne von F. X. Mayr. Doch wer in den Blätterwald schaute, bekam es mit der Angst zu tun. Harald Schmidt sei *vom Fleisch gefallen*, hieß es. Oder: »*... Im Laufe der Kur tritt oftmals Durchfall auf*« (Neue Welt, Nr. 2, 31.12.02).

Millionen Leser werden bei solchen Schlagzeilen nicht gerade inspiriert und packen es so nie und nimmer mit dem Bissen im Mund. Übrigens: Selbst reines Fasten hat nichts mit Hungern zu tun. Wer hungert, fastet nicht!

Ich möchte an dieser Stelle eine Lanze brechen für den großen Forscherarzt F. X. Mayr. Niemals hätte er gewollt, dass der Mensch hungert und sich quält. Wer sich quält wird erst recht krank. »*Eine Hauptforderung F. X. Mayrs ist die Ess- und Kauschulung*«, betont Dr. med. Erich Rauch in seinem Buch »Die Darmreinigung«. Und von Dr. med. F. X. Mayr selbst stammt der Appell:

»*Wir haben die Menschen weniger das Fasten zu lehren als vor allem das richtige Essen!*«

F. X. Mayr hat damit das richtige Kauen gemeint, das in fortge-schrittener Stufe zum Schmauen wird und mit jedem Bissen immer mehr (Gaumen-)Freude bereitet.

Darf ich daher jene Journalistinnen, Journalisten und Fernsehleute fragen, die über »Bauchknurren & Co« berichten, ob sie das richtige Kauen wirklich selbst bis zur letzten »süßen« Neige ausgekostet haben. Denn: »Hungersnot und Kasteiung« in Verbindung mit einer Mayr-Kur zu bringen, kann höchstens einer Vermutung entspringen.

Ich lade jeden Medienschaffenden gerne zu einem Intensiv-Schmauer-Seminar ein, um zu beweisen: Durch richtiges Kauen wird das Essen erst zur wahren Lust. Dieses Lustgefühl besteht auch in einem angenehmen Gefühl vollkommener Sättigung, schon nach dem Verzehr der geringsten Nahrungsmenge. Ein kleiner Happen macht schon happy! Es folgt ein Lustgefühl absoluter Wunschlosig-keit, noch mehr zu essen, ganz gleich, wie verführerisch die Speise dem Gaumen vorher gewesen ist.

SCHMECKEN, DASS ... Kauen einen Riesenspaß macht!?

Lieber Thomas Gottschalk,
Lieber Harald Schmidt,

bitte erlauben Sie mir, dass ich Sie vorsichtshalber noch
persönlich frage: Kasteien Sie sich, wenn Sie richtig kauen?
Oder genießen Sie (wie ich vermute!) diesen Genussakt bis
ins Extenso?
Die Wahrheit aus Ihren Mündern würde mich brennend
interessieren. Ja, ich bin sicher, ein Statement von Ihnen,
Thomas Gottschalk und Harald Schmidt, könnte das Leben
und die Gesundheit von vielen Millionen Menschen in
ungeahnte neue Bahnen lenken!

Der (K)Autor Jürgen Schilling
München, im Februar 2003

Gutachten

Viele Wissenschaftler, Mediziner, Fachärzte, Psychotherapeuten, Psychoanalytiker haben das von Jürgen Schilling entdeckte und weiter entwickelte Schlank-Phänomen des Schmauens als »ernährungsphysiologisch bahnbrechende Entdeckung« kommentiert. Hier eine kleine Auswahl:

Dr. med. Albert Eimiller
Praxis für Innere Medizin – Gastroenterologie

München, 11. 11. 1998
Lieber Herr Schilling,

mit Begeisterung nahm ich zur Kenntnis, daß gute Beobachtungsgabe und vernünftige Überlegungen eines klaren Menschenverstandes eines medizinischen Laien (entschuldigen Sie diesen Ausdruck, mit dem ich Sie entsprechend ärztlichem Jargon belege) zu einer Aktion für vernünftiges Kauen führte – vorläufiger Gipfel dieser Aktion wird Ihr Büchlein für lustvolles »Schmauen« sein. So erfreulich für mich als Gastroenterologe – der fast jedem zweiten Patienten langsames Essen mit intensivem Kauen nahe bringen muß – Ihre Aktion für lustvolles Kauen auch ist, stimmt es doch traurig, daß in unserer »Hektomatik-Welt« die von der Natur gegebenen Möglichkeiten zum Genießen und Lustgewinn und damit auch zu körperlichem Wohlbefinden und Gesundheit durch Hektik – wie durch Schlingen statt genußvoll zu Essen – verabsäumt wird. Nicht nur aus ärztlicher Sicht, sondern auch aus der eines Gourmets und leidenschaftlichen Genießers möchte ich Ihre Aktion für lustvolles Auskosten jeder einzelnen Geschmacksnuance beim Kauakt begrüßen. Wer es lernt, durch »schmauen« die pure Lust beim Essen bis ins Extenso auszukosten, wird dies auch auf andere Lebensbereiche übertragen, und damit sein Lebensglück und seine Gesundheit erheblich steigern.

Mit freundlichen kollegialen Grüßen

Dr. med. Albert Eimiller
– Gastroenterologe –

Dr. med. Stefan Müller
Arzt/Psychotherapeut

Waldfischbach-Burgalben, im Juli 1998

Kommentar zum in Kürze erscheinenden Buch
»Kau dich gesund«

Jürgen Schilling ist es in witziger, humorvoller Weise gelungen, ein zugleich geniales und im Handling einfaches Phänomen zu entdecken, zu analysieren und dadurch lehrbuchmäßig eine Gesundheitsfibel zu entwickeln.

Er beschreibt in für jeden verständiger Weise, wie jeder Mensch sich in ganzheitlicher Weise gesund kauen kann. Und es soll auf diese Weise funktionieren:

Man nehme einen kleinen Happen zwischen die Zähne, lasse den Bissen genießerisch durch, über und unter alle 32 Zähne gleiten, um den wahren Geschmack der Nahrung zu erfahren. So soll es gelingen, die essentiellen und notwendigen Nährstoffe aus jedem Bissen in den Körper aufzunehmen und zu assimilieren. Und dies geschieht in einer gesunden Art und Weise, bewußter zu essen bzw. bewußter essen zu lernen; auch soll es so gelingen, giftfreiere Nahrung für die Zellen zu verwerten, so daß durch ein Gesundkauen ein gesünderer Körper, eine ausgeglichenere Seele und ein mit sich selbst zufriedener Geist erarbeitet und erkaut werden kann.

Also, nichts wie los! »Schmauen« wir uns in schmeckender und kauender Weise gesund!

Ich wünsche dem Autor mit seiner neuen Entdeckung viel Erfolg.

Dr. Stefan Müller

Dr. med. H. Klussmann
Internist

Germering, den 13. 01. 98

Lieber Herr Schilling,
wir waren bis zum Dreikönigstag verreist, deshalb komme ich erst heute dazu, Ihnen meinen Eindruck über Ihr Manuskript zu schreiben.

Ich finde Ihr Buch über die Wunderwirkung des Kauens hochinteressant. Und das Verblüffende dabei ist ja, daß es im Grunde nichts Neues ist. Wie Sie in Ihrem Manuskript schreiben, ist auf die wichtige Bedeutung des Kauens für die gesamte Verdauung und damit auch für die gesamte Gesundheit immer wieder in Büchern und Aufsätzen hingewiesen worden. Sie erwähnen zum Beispiel den Herrn Fletcher, der nach langem Leiden durch intensives Kauen selbst gesund und wieder leistungsfähig geworden ist.

Jedes Kind bekommt im Laufe seiner Erziehung hundertfach zu hören: »Kau richtig« und dennoch tut es (fast) keiner. Gründe dafür gibt es viele. Vor allem aber ist es die Bequemlichkeit, die durch die moderne Ernährungsindustrie auch noch gezielt gefördert wird. Die Nahrungsmittelindustrie arbeitet nicht nur mit Aromastoffen und Geschmacksverstärkern, wie Sie in Ihrem Buch anprangern, sie beschäftigt sogar Psychologen, die die gewünschte Konsistenz der Nahrung austestet: Weich – nicht zu weich –, im Mund gut formbar und glatt, richtige Zungen- und Gaumenschmeichler so wie die Netsukes für die Hand, hier eben »Streicheleinheiten« für den Mund. Da soll man gar nicht lange kauen, sondern schlucken oder schlingen, und das möglichst oft, denn das bringt dem Hersteller Geld.

Wie »mühsam« ist dagegen Ihr Kauen. Da braucht es eben erst eine Weile, bis man wirklich schmeckt oder noch besser »ausschmeckt«. Das müssen wir alle erst wieder lernen und vor allem, es muß uns erst wieder bewußt gemacht werden. Und das ist das Verdienst Ihres Buches, uns auf dieses Problem hinzuweisen und den physiologischen Sinn des Kauens deutlich zu machen. Und uns zu zeigen: Am Ende steht ein viel größerer Genuß, vor allem ein Genuß ohne Reue, der die anfängliche »Mühsal« des Kauens krönt und am Ende sogar süchtig machen kann. Und da ist Ihr Trick mit dem bewußten Zählen beim Kauen sehr hilfreich, eine wirklich gute Idee, denn wenn ein Mensch erst mal so konditioniert ist, kann er am Ende gar nicht mehr anders als wirklich bis zum süssen Ende zu kauen und auszuschmecken.

Ich wünsche Ihrem Buch viel Erfolg schon im Interesse der vielen ernährungsgeschädigten Mitmenschen.

Meinen herzlichen Glückwunsch und viele Grüße

Ihr

H. Klussmann

Dr. med. Franz-Werner Olbertz
Frauenarzt – Psychotherapie

München, den 29. 12. 97

Stellungnahme zu einem Buch, in dem ein nicht Betriebsblinder durch »Schmauen« Eßkultur und Gesundheit auf humorvolle Weise zu fördern versteht.

Mit einem lustigen, unverbindlichen, einem typischen Party-Talk, hat alles begonnen. Trotz unverminderter Heiterkeit und stets wachsendem Spaß ist eine zugleich sehr ernst zu nehmende Erkenntnis entstanden:

Der sensible Münchner Künstler Jürgen Schilling bestätigt nach fast 100 Jahren den Leitsatz des handfesten Berliner Chirurgen August Bier:

»Der Darm ist die Wurzel des Lebens«

und dies, ohne sich primär in die vielschichtige Literatur der Ernährungswissenschaft eingelesen zu haben. Im Gegenteil: Er litt, suchte, fand, erkannte und handelte. Einfacher und gleichzeitig überzeugender kann keine auf alten Prinzipien beruhende und zu neuen Erkenntnissen führende Kausalkette beschaffen sein. Mit der Alternative »schmauen statt schlingen« eröffnet Schilling neue Horizonte und löst verkrustete Dualitäten auf: Zum einen stellt seine Schmau-Aufforderung (d.h. Konzentration auf das Wesentliche) einen Appell dar, die schnellebige, verschlingende Wegwerfmentalität als selbstzerstörerisch zu erkennen und aufzugeben. Zu diesem sozialphilosophischen und sozialpädagogischen Aspekt gesellt sich noch eine weitere Dimension.

Die alte, konfrontative Dualität »Soma oder Psyche« löst sich auf. Die unabdingbare, gegenseitige Bezogenheit dieser beiden Instanzen wird in dem Schilling'schen System offenbar: Nur wer sich gesunde Ernährung in physiologisch korrekter Weise (schmauen statt schlingen) ein-ver-leibt, pflegt durch Genuß und Lustempfinden seine Psyche. Andererseits: Nur wer psychisch stabil ist und Zugang zu wahrer Selbst-Liebe gefunden hat, bringt die Kraft auf, gegen die Fast-Food-Mentalität an-zu-schmauen.

Von größter Bedeutung erachte ich jedoch die mentale Haltung des Autors: Nicht missionarisch-besserwisserisch trägt er seine Erkenntnisse vor; er wirkt eher wie ein engagierter Spaßvogel, der seine Mitmenschen durch das Praktizieren eines physiologischen Faktums zur Teilhabe an einer bedeutsamen Wahrheit und Verbesserung ihrer Gesundheit verführen will. Wer ihn erlebt, ist beeindruckt von der

Art, wie der schauspielende Ernährungs-Rousseau schillernd die Schau einzusetzen vermag, um spielerisch die Neugier auf orgiastische Geschmacksempfindungen zu wecken.

Mögen möglichst viele Leser das Buch verschlingen, um fortan schmauend ihre irdischen Triebe in den Empfindungen ihrer Geschmacksknospen genußreich sublimieren zu können.

Dr. med. Franz-Werner Olbertz

Praxis für Psychotherapie und Psychiatrie
Dr. med. Hans Jürgen Kronsbein
Psychoanalyse – Hypnotherapie

Bad Nauheim, den 1. August 1998

»Schmau dich gesund und lebe glücklich«

Hallo lieber Herr Schilling,

wie so viele andere bin ich von Ihrem Buch über das Kauen und Schmauen restlos begeistert. Auch ich habe als Psychoanalytiker und Hypnosearzt von Ihrer Idee ganz persönlich profitiert. Auch für meine Familie mit 4 Kindern ist das Erlebnis zu schmauen eine freudige Bereicherung. Das Motto Ihres Ernährungsheiles könnte lauten: »Mit Lust gesund werden und bleiben«. Als Schauspieler mit einer enormen Empathie haben Sie erkannt, worauf es in der Ernährung und körperlichen Selbsterfahrung ankommt. Nicht der erhobene Zeigefinger des »Du darfst nicht« kann Schritte einer persönlichen Entwicklung und Autonomie fördern, sondern nur die tiefe emotionale Einsicht und Erfahrung. Wenn das Ganze noch mit einem Lustgewinn einhergeht, wird es zu einer begehrten und beglückenden Erfahrung. Das tiefe Ausschmecken, zu dem Sie die Menschen wieder zurückführen, ist eine konzentrative, emotionale Erfahrung gegen die Beliebigkeiten der »Fast Food Welt«. Der Umgang mit dem Essen ist ein Grundmuster des Umgangs mit uns selbst. Wenn wir wieder lernen, genußvoll, langsam und voller geschmacklicher Aufmerksamkeit zu essen, werden wir mit uns selbst, mit den uns nahestehenden Menschen und mit unserem Leben allgemein sorgsamer, liebevoller und bewußter umgehen. Auch das Erleben der Zeit wird für den »reichen Schmauer« (im Gegensatz zum »armen Schlucker«) eine andere Bedeutung bekommen. Er wird objektiv und – was sehr wichtig ist

– subjektiv länger leben nach dem Motto: »Schmau dich glücklich und lebe länger.« Wer geschmackvoll und langsam ißt, hat mehr vom Leben, und er wird auch weniger der knapper werdenden Ressourcen unseres Planeten verbrauchen. Sie vermitteln auch die Erfahrung, daß weniger mehr sein kann und daß Intensität und Tiefe schöner sein kann als viele flüchtige und kurzfristige Erlebnisse.

Die Lenkung der Aufmerksamkeit und Konzentration auf die Innenwelt mit ihren sinnlichen Erfahrungen setzen die zentralen Kräfte aus dem schöpferischen Reichtum unseres Unbewußten frei. Diese Innenwendung und Aktivierung der sinnlichen Genußerfahrung beugt vielen psychosomatischen Leiden, die oft aus mangelnder Selbstaufmerksamkeit entstehen, vor. Mit Ihrer Gesundheitsidee sind Sie der Entdecker eines »gustatorischen, autogenen Trainings«. Ihre Schmauanleitungen sind Kurse in einer »geschmacksgeleiteten Selbsthypnose«. Wobei das »Schmauen« nicht nur ein Schmecken und Kauen bedeutet, sondern auch ein Schauen (auf die Innenwelt) und ein Bauen (auf die Selbstheilungskräfte). Ohne es zu wissen werden die Leser Ihres Buches – Ihre Jünger in Genußhypnose und Geschmackstrance – eine allgemeine, ihre Gesundheit steigernde meditative Selbsterfahrung machen. Mit der Anleitung zum »Schmauen« vermitteln Sie Lust auf einen Zentralbereich menschlicher Empfindungen. Damit lösen Sie in exemplarischer Weise eine Blockierung der Selbst- und auch Welterfahrung des Menschen auf. Sie haben ganz recht, daraufhin zu weisen, daß Eßstörungen mit ihren verheerenden körperlichen und seelischen Folgen in der westlichen Wohlstandswelt zu einer Geißel geworden sind. Ihr Beitrag ist eine bahnbrechende Wiederentdeckung einer einfachen Selbsthypnose.

Ihr Buchprojekt wird mit Sicherheit ein voller Erfolg für Sie und die zahlreichen Leser.

Mit herzlichen Grüßen
Ihr

Dr. med. Falko Hans Jürgen Kronsbein

Dr. med. Klaus Kolb
Facharzt für Orthopädie, Sportmedizin und physikalische Therapie

München, den 5. 12. 97

Sehr geehrter Herr Schilling,
  haben Sie tausend Dank für die vertrauensvolle Übergabe des Manuskripts Ihres Buches.
  Ich habe es mit großer Freude gelesen, und es hat mich mit zunehmender Spannung schnell in seinen Bann gezogen.
  Natürlich habe ich auch einige Anleitungen von Ihnen ausprobiert und das mit umwerfenden Erfolg.
  Vollkornbrot oder gar Banane so zerkaut, wie Sie es vorschlagen und wie es unsere natürlichen Kauwerkzeuge zulassen, das befreit uns nicht nur von unseren überflüssigen Fettpolstern, sondern das schmeckt wirklich gigantisch.
  Auch bei mir war vollständig in Vergessenheit geraten, auf was wir alles verzichten, indem wir das Kauen verlernt haben.
  So oft habe ich meinen übergewichtigen Patienten mit ihren Knie- oder Hüftarthrosen den Rat gegeben abzunehmen.
  Mein Satz »Wenn es Ihnen gelingt, 30 kg abzunehmen, benötigen Sie keinen Orthopäden mehr!« verhallte schnell und war Schall und Rauch, solange eine vernünftige Idee fehlte, wie das denn zu bewerkstelligen sei. Diäten sind so schlecht, soviel sie kosten, und Ratschläge sind auch Schläge.
  Nun haben Sie eine Idee kreiert, die buchstäblich nichts kostet, die es immer schon gab, die nur verlernt wurde, und die vom ersten Augenblick an Gewinn bringt. Nämlich Gesundheit und Schönheit und Leichtigkeit. Es ist ein Werkzeug, das wir alle besitzen, und es ist gesund und wohlschmeckend dazu.
  Veröffentlichen Sie bald Ihr Buch. Es ist zu wichtig, um es noch länger unter Verschluß zu halten, um es nur wenigen »Auserwählten« wie mir zugänglich zu machen.
  Ihnen, Ihrem Buch und den vielen Menschen, denen es helfen könnte, gesund, rank und schlank und beschwerdefrei zu sein, wünsche ich einen großartigen Erfolg.
  Ich persönlich habe Ihnen sehr zu danken, weil ich über Ihr Buch zu einer neuen – alten – Dimension des Genießens zurückgefunden habe.
  Ich wünsche Ihnen viel Glück.

Mit herzlichen Grüßen
Dr. med. Klaus Kolb

Dr. med. Gerhard Brand
Facharzt für Allgemeinmedizin
(Naturheilverfahren)

München, 06. 08. 97

Sehr geehrter Herr Schilling,

nachdem ich Ihr Skript gelesen, ja aufgesogen habe, komme ich nicht umhin, Ihnen sofort zu schreiben, um für das »Genossene« meiner Bewunderung Ausdruck zu verleihen.

Bitte haben Sie den Mut, mit dem vorliegenden Skript an die Öffentlichkeit zu gehen. Ich garantiere Ihnen, daß Sie – um es mit den Worten des Darmspezialisten Dr. F. X. Mayr zu sagen – als Evolutionär in die Geschichte der medizinischen Wissenschaft und der Heilkunde eingehen (und damit ein Wohltäter der Menschheit werden). Nachdem Sie sich in den harten Brocken Ihrer leidvollen eigenen Erfahrung verbissen, ihn schließlich zerkaut und über sieben Jahre mit Herz und Verstand durchgekaut haben, ist es Ihnen gelungen, den Betonkopf der Dummheit zu spalten und die schwierige Materie in einer für alle zuträglichen und verdaubaren Form aufzubereiten.

Ich garantiere Ihnen und Ihrer Gesundheitsidee den ganz großen Bestseller. Ihr Buch könnte sicherlich entscheidend dazu beitragen, die Ernährungskrise auf unserem Planeten zu lösen. Bitte kommen Sie mit Ihrem Buch unbedingt heraus. Es wird das Milliardengeschäft mit der Dummheit der Konsumenten ad absurdum führen. Millionen Über- und Untergewichtige, eßgestörte Menschen, aber auch die unzähligen Stoffwechsel-Erkrankten wären erlöst, gerettet, befreit von der »Mikrobe menschlicher Dummheit« und hätten endlich eine effektive Hilfe zwischen den Zähnen.

Ihr Buch würde ein neues Zeitalter der Aufklärung einleiten, da es ein wissenschaftliches Thema, das bisher unverstanden blieb, auf einfachste, ja geniale Weise verständlich macht. Sie zitieren Pfarrer Sebastian Kneipp als ein Vorbild. Ich möchte Ihnen Mut machen und sagen: Sie können der neue Kneipp des ausgehenden und neuen Jahrtausends werden.

Der fundierte Hintergrund Ihrer faszinierenden Erforschung, Erfahrung und Erkenntnis inspiriert mich, Ihr Skript auch der medizinischen Wissenschaft weiterzureichen. Gerade durch die Stärkung der Verdauungskraft und damit der Immunkräfte, was die vollkommene Assimilation des Bissens ja bewirkt, sind alle Geißeln und Zivilisationskrankheiten der Menschheit zu besiegen. Ich bitte Sie

inständig: Gehen Sie mit dem Manuskript sofort an die Öffentlichkeit.

Sie haben sogar eine Verpflichtung dazu!

Sie dürfen mit meiner vollen Unterstützung rechnen.

In großer Hochachtung und Verehrung

Dr. med. Gerhard Brand

Dr. Michael Kunze

Grünwald, den 18. 05. 94

Lieber Jürgen Schilling,

bevor ich am Montag nach New York zurückreise, möchte ich mich
bei Ihnen für die Übersendung Ihres Manuskriptes bedanken. Ich
habe es inzwischen durchgesehen, in einzelnen Teilen sehr intensiv,
in anderen doch wenigstens oberflächlich gelesen. Bevor ich nun für
6 Wochen verschwinde, hier meine Meinung:

Ihre Entdeckung ist großartig. Das Thema ist gewiß für viele Millionen Menschen hochinteressant. Das Buch könnte, richtig produziert und beworben, ein Welterfolg werden.

Die Kopie Ihrer Manuskripte brauche ich nicht mehr (ich warte auf
das Buch), daher anbei zurück.

Mit guten Wünschen
Ihr

Dr. Michael Kunze

Dr. med. Michael Nager
Facharzt für Orthopädie – Sportmedizin – Chirotherapie
Unfallarzt (H-Arzt) – Belegarzt

München, 9. November 1998

Sehr geehrter lieber Herr Schilling,

haben Sie herzlichen Dank für die Überlassung Ihres Manuskriptes. Die Idee vom intensiven »Schmauen« ist auch aus Sicht des Orthopäden faszinierend.

Das Temporomandibular-Gelenk steht im Mittelpunkt der kinesiologischen Betrachtungsweise.

Bestehende Fehlhaltungen und Fehlstellung der Wirbelsäule und deren Folgen können, so der Grundgedanke der Kinesiologie, durch Aktivierung der haltungsnotwendigen Muskelketten korrigiert werden. Hierfür spielt auch das Temporomandibular-Gelenk eine bekanntermaßen herausragende Rolle. Fehlstellungen und Fehlfunktionen der Unterkiefergelenke können zum einen durch Fehlfunktionen der Rumpfmuskulatur bedingt sein, zum anderen aber auch diese nach sich ziehen und müssen deshalb in der Therapie immer mit einbezogen werden.

Durch den Vorgang des dynamischen und gründlichen Kauens in allen Bewegungsrichtungen wird bereits eine aktive und passive Mobilisation dieses Gelenkes erreicht, die auf das eben Genannte sehr positiv einwirken kann.

Es ist daher nicht von der Hand zu weisen, daß auch komplexere orthopädische Probleme durch die von Ihnen geschilderte neue Technik zumindest eine Erleichterung erfahren werden.

Ihnen wünsche ich gute Gesundheit, Ihrem Buch viel Erfolg!

Mit freundlichen Grüßen

Dr. med. Michael Nager

Franz Sewald
Industrie Personal Leasing

München, den 08. 11. 98

Hallo lieber Herr Schilling,

vorerst nochmals recht herzlichen Dank für die mir zugefaxten Vorabinformationen über Ihr Buch »Kau Dich gesund«.

Aber nun zu Ihnen persönlich:
Sie können sich gar nicht vorstellen, wie sich mein Leben aufgrund Ihres Kennenlernens in der Paracelsus-Klinik München geändert hat. Mit Magengeschwüren und Magenblutungen war ich dort eingeliefert worden. Und es stand nicht gut um mich. Dann haben Sie mir gesagt und gezeigt, wie man richtig kaut und schmaut, und ich wollte das sofort umsetzen und konnte das erste Mal in meinem Leben den »Geschmack« des Bissens kennenlernen.

Und jetzt das Sensationelle!: Nachdem ich den »Geschmack« im Mund endlich spürte, wollte ich ihn gar nicht mehr hergeben und solange wie möglich in der Nase, auf der Zunge, im Gaumen belassen – und ich hatte auf einmal gar kein Verlangen mehr nach einer Zigarette –, nur um den »Geschmack« ja nicht mit Nikotin kaputtzumachen. Ich wurde von heute auf morgen zum Nichtraucher, und das nach 33 Jahren!

Lieber Herr Schilling, und nicht nur das:
Durch das, wie ich es nenne, »nach oben essen« schmeckte ich jetzt wieder richtig die Nahrung aus
– wie war es doch in der Vergangenheit, man hat sein hart erarbeitetes Geld für teure Delikatessen ausgegeben, anschließend hinuntergeschlungen – und das war's dann auch. Da hätte man gleich billigen Schrott zu sich nehmen können, der Sättigungsgrad wäre der Gleiche gewesen!

Lieber Herr Schilling, trotz meines Manager-Jobs (600 Mitarbeiter) habe ich durch Ihre Methode des richtigen Kauens und Schmauens wieder die Zeit gefunden, streßfrei zu essen (Schmauen!) und meine gesamten Magenprobleme sind restlos verschwunden!!

Nochmals recht herzlichen Dank!

Ihr

Franz Sewald

Franz Sewald
Industrie Personal Leasing

München, den 15. 04. 99

Lieber Herr Schilling,

Sechs (!) Monate sind vergangen, seit ich nun nicht mehr rauche. Und stellen Sie sich vor: Ich habe kein Gramm zugenommen. Weil ich schmaue! Weil ich den Bissen nicht mehr herunterschlingen *kann.*

Die meisten Menschen, die mit dem Rauchen aufhören, nehmen ja zu, weil sie keinen brauchbaren Ersatz haben und diesen Frust mit zu vielem (und hastigem) Essen kompensieren.

Viele Menschen fangen deswegen wieder zu rauchen an; andere hören deswegen nie auf, wieder andere fangen deswegen überhaupt erst an zu rauchen. Immer aus Angst um die Figur.

Ich hab' damit keine Probleme mehr! Ich bin so glücklich! Das Leben hat für mich wirklich neu begonnen.

Auch im Magen ist weiterhin alles in bester Ordnung. Ich bin Ihnen, lieber Herr Schilling, zu großem Dank verpflichtet.

Ihr

Franz Sewald

Übrigens: Meine Frau Elfi schmaut inzwischen auch mit großer Begeisterung und großem Erfolg: acht Kilo hat sie schon abgenommen und braucht seitdem keine Blutdrucktabletten mehr!

Professor Dr. med. Werner Sack
Internist

München, den 17. 12. 1997

Sehr geehrter, lieber Herr Schilling,

danke für die Zusendung des Manuskriptes, ich habe es gelesen, und schreibe ein paar Zeilen meiner Eindrücke. Nicht zuletzt, weil ich ja mit Ihnen vor einiger Zeit über diese Problematik bereits gesprochen habe, und weil Sie mich einige Male »um Rat« gefragt haben.

Daß dieser Vorgang des Kauens, dem Sie so viele Zeilen widmen, für die meisten Menschen ein nebensächliches und viel zuwenig beachtetes Funktionsding ist, – darüber muß nicht diskutiert werden. Wohl aber über die Frage – und dies ist ja einer der vielen beachtenswerten Punkte in Ihrem Buch –, daß diese gewollte und beachtete Funktion dem übrigen Verdauungsvorgang einen so erstaunlich guten Vorschub leisten kann, daß die Verdauungskaskade, die danach – unweigerlich – in Gang und in Funktion kommt, vielen Menschen gerade die Beschwerden nehmen könnte, die sie plagen, wenn alle sich dieser enormen Bedeutung der Kaufunktion bewußt wären.

Ich schneide nur einen Punkt an: Daß ein Bakterium in der Magenschleimhaut der Ursprung der sogenannten Ulcuskrankheit ist und daß auch die Häufung der Magen-Carcinome damit zusammenhängt, ist seit den beginnenden achtziger Jahren bekannt – und immer klarer geworden. Die beiden Australier, die dies entdeckt haben, sind sichere Anwärter auf einen der nächsten Medizin-Nobelpreise.

Es mag – hypothetisch – mitdiskutiert werden, daß diese für alle Menschen des Erdballs wichtige Helicobacter-Existenz vielleicht durch eine bessere »Aufarbeitung« der Nahrungsbestandteile in der ersten Phase der Verdauung beeinflußt werden könnte. Natürlich gibt es bereits Säure-Messungen und andere funktionsaktive Parameter – nur glaube ich, daß diesem Übel von dieser ziemlich einfachen Seite im Bewußtsein der Allgemeinbevölkerung noch nicht beigekommen ist.

Ich will gar keine anderen Rezensionen Ihrer Seiten nachliefern – dafür müßte ich viel zu lange diskutieren –, ich sehe jedoch aus den mir vorliegenden Seiten ein allgemein verständliches und für jeden einzelnen wichtiges Problem, das in seiner Lebensnotwendigkeit bislang viel zu kurz gekommen ist.

Ich wünsche Ihnen und dem gedruckten Buch Erfolg.

Herzliche Grüße
Ihr W. Sack

Dr. med. Dr. med. univ. Christian Reifferscheid
Facharzt für Allgemeinmedizin, Facharzt für Innere Medizin
Naturheilverfahren

München, den 23. 04. 99

Sehr geehrter Herr Schilling,

mit großer Freude habe ich erfahren, daß die 1. Auflage Ihres Buches
»Kau dich gesund!« bereits jetzt vergriffen ist. Wie viele Ihrer Leser
bin auch ich von Ihrem Werk begeistert und habe es mit großem Interesse und Spaß gelesen.

Es ist Ihnen in vorzüglicher und gleichsam unterhaltsamer Art gelungen, darzustellen, daß die Verdauung bereits im Mund beginnt
und damit das richtige Kauen auch bei einer breiten Öffentlichkeit
endlich einmal eine zentrale Bedeutung erhält.

Schließlich kommt dem Verdauungstrakt innerhalb des menschlichen Immunsystems eine ganz besondere Rolle zu. So wird in
Ihrem Buch ein für mich bereits seit vielen Jahren wichtiger Leitsatz
unterhaltend öffentlich gemacht, nämlich, daß die konsequente (aber
durch Ihr »Kau-Jogging« ja nun lustreiche!) Umsetzung des bewußten, intensiven Kauens einen deutlichen Zugewinn an Lebensqualität
und Gesunderhaltung erbringen kann.

Lieber Herr Schilling, der Erfolg Ihres Buches liegt aber bestimmt
auch an der ansprechenden, einfachen und mitreißenden Darstel-
lung Ihrer Erlebnisse, die den Leser zum richtigen Kauen derartig
motivieren, daß er gar keine Lust mehr verspürt, ungesund zu leben!
Deshalb ist »Kau dich gesund!« ein medizinischer (Ver-)Führer zur
Steigerung der Freude am Genuß.

Nur so kann Gesundheit wieder Spaß machen!

Ich bin sicher, Ihr Buch wird noch vielen Menschen helfen.

Mit herzlichen Grüßen
Dr. med. Dr. med. univ. Christian Reifferscheid

Dr. med. Peter Schleicher
Facharzt für Immunologie

München, 11. 02. 2003

Dr. med. Peter Schleicher ist einer der führenden Immunologen Deutschlands. Er leitet das Institut zur Erforschung neuer Therapieverfahren chronischer Erkrankungen und Immunologie. Dr. med. Peter Schleicher ist Buchautor von »Die sensationelle Kreta-Diät«, »Natürlich heilen mit Schwarzkümmel«, »Immunkompass« und Verfasser bedeutender wissenschaftlicher Publikationen wie »Immunmonitoring und additive Immuntherapie«.

Statement von Dr. med. Peter Schleicher zur 5. Auflage von »Kau Dich gesund!«

Ich bin auf das Buch »Kau Dich gesund« mit Überraschung gestoßen und habe die Details, die Jürgen Schilling darin beschrieben hat, zuerst sehr skeptisch betrachtet.

Erst im Laufe des genauen Begreifens zu den Zusammenhängen der Immunologie ist mir klar geworden, dass Jürgen Schillings Buch »Kau Dich gesund« von höchster Bedeutung ist.

Einmal weiß man aus der Forschung der Kieferchirurgie und der Kieferorthopädie, dass im Kiefergelenk eine sehr entscheidende Struktur unentwegt Lymphkanäle in Bewegung hält, also jene Zentren, in denen Immunzellen praktisch trainiert und aufbewahrt werden. Und dieses permanente Kauen, dessen positiven Effekt man auch früher aus der Kaugummi-Industrie her kannte, macht nicht nur wach, sondern es macht auch die zelluläre Abwehr wach. Insofern ist schon allein dieser mechanische Vorgang von äußerster Bedeutung. Der nächste Effekt ist einfach, dass beim richtigen Kauen und Ausschmecken der Nahrung (beim Schmauen!) mehr Lymphflüssigkeit im Speichel freigesetzt wird und so die Aktivierung dieser Zellen im Magen-Darm-Kanal, welcher ausschließlich aus Immunzellen besteht, ja förmlich durchsetzt ist von einer Armada von Abwehrzellen, dort in Kontakt kommt mit sehr aufbereiteten, gut durchgekauten Speisen und dann eine viel leichtere und spezifischere Anpassung der Immun-Antwort an diesem Speisebrei praktisch passiert.

Es ist eigentlich das Normale und sollte so sein, dass ein gründlich gekautes, durch intensives und genussvolles Schmauen gut aufbereitetes Nahrungsmittel mit dem Immun-System in Kontakt kommt und dann die gesamte Kaskade, angefangen von der Hypophyse, also vom obersten Regulationsorgan der Immunologie über die einzelnen hormonellen Zentren wie auch die Schilddrüse, aber ebenso gut die Geschlechtshormone und auch die Nebenniere mit ihrem Cortisol-Haushalt, anregt und so über den großen Zusammenhang eine Harmonisierung der gesamten Immun-Antwort unterhält.

Ich danke dem Autor Jürgen Schilling für seine Entdeckung des Schmauens und für den damit gelungenen ganzheitlichen Ansatz bei der Immunologie.

Dr. med. Peter Schleicher

Dr. Hans-Peter Kuhlmann
Zahnarzt

München, 05. 01. 2003

Sehr geehrter Herr Schilling!

Nach einer eingehenden geistigen Auseinandersetzung mit Ihrem Buch »Kau Dich gesund!« erscheinen mir persönlich aus zahnmedizinisch und allgemeinmedizinischer Sicht folgende Aspekte von sehr wesentlicher und zugleich sehr positiver Bedeutung zu sein:

1. Durch den Prozess des »Schmauens« wird das durch negative Zivilisationseinflüsse phylogenetisch bedrohte Kauorgan des Menschen auf natürliche Weise wieder reaktiviert, indem das Zusammenspiel von Kiefergelenk, Kaumuskulatur, Kiefer, den Zähnen, dem Zahnfleisch, der Zunge, der Wangen und Lippen in reflektorischer Weise koordiniert wird. Zugleich wird im Gegensatz zu den üblichen Kaugewohnheiten durch den Einfluss des Speichels der natürliche Selbstreinigungs-Effekt induziert und somit ein karies- und parodontalprophylaktischer Einfluss erzielt.

2. Durch die deutlich vermehrte Speichelsekretion und die wesentlich bessere mechanische Aufbereitung der Nahrung wird unter dem Einfluss der Speichel-Amylase die erste Verdauungsphase in der Mundhöhle eingeleitet und somit die Grundlage für eine deutlich bessere Verdauungs-Effizienz geschaffen.

3. Durch das Schmauen werden die natürlichen Signalsysteme der Verdauung, wie z. B. Hunger, Appetit und Sättigungsgefühl reflektorisch aktiviert und somit dem eigentlichen Energiebedarf des

Körpers im Gegensatz zu den falschen Ernährungsgewohnheiten wieder in einer sinnvollen Weise untergeordnet. Krankhafte Fehlsteuerungen des Stoffwechsels, wie z. B. beim Diabetes-Typ 2, können daher durch diesen körpereigenen Regulierungs-Effekt nachhaltig im Sinne einer Selbstheilung beeinflusst werden.

4. Insgesamt gesehen kann man Ihre Methode, Herr Schilling, als eine sehr empfehlenswerte Alternative zu den unzähligen Ernährungs-Diäten ansehen, insbesondere deshalb, weil schon sehr viele positive Erfahrungsberichte von Betroffenen aus allen nur denkbaren Bevölkerungsschichten vorliegen und weil das Schmauen im Gegensatz zu anderen Methoden eine langfristige und dauerhafte Stabilisierung des gesamten Verdauungssystems mit einer Optimierung des Energiehaushaltes mit sich bringt. Als angenehmer Nebeneffekt sollte auch noch die Entlastung des allgemein strapazierten Geldbeutels hervorgehoben werden, weil der Verwertungs-Effekt der aufgenommenen Nahrung mit der Methode des Schmauens wesentlich günstiger als bei den »üblichen Essgewohnheiten« ausfällt.

Auf Grund all dieser äußerst positiven Erkenntnisse und Erfahrungswerte bleibt zu wünschen, dass diese innovative Ernährungs-Methode des Schmauens noch viele Menschen erreicht und im populär-wissenschaftlichen Sinne eine möglichst weltweite Verbreitung findet. So wünsche ich Ihnen, sehr geehrter Herr Schilling, als »Kautor« und engagierten Trainer gemeinsam mit Ihren Kooperationspartnern eine glückliche Hand bei der Vermittlung dieser genialen Entdeckung zum Wohle vieler hilfsbedürftiger Menschen.

Sicher könnten unsere beiden prominenten Medien-Stars Thomas Gottschalk und Harald Schmidt als Botschafter des Guten Kauens einen besonderes effektiven Beitrag leisten, um in der Spur ihrer hohen Einschaltquoten auch dem gesundheitsfördernden Schmauen eine adäquate Quote zu verleihen.

Herzliche Grüße
Dr. Hans-Peter Kuhlmann

Dr. med. Sonja Blaschke-Grünvogel
Hautärztin – Allergologie – Naturheilverfahren

München, den 07. 02. 2003

Sehr geehrter Jürgen Schilling!

»Kau Dich gesund!« – dieses Buch ist ein einzigartiges Erlebnis! Als Ärztin für Naturheilverfahren und Hautärztin kann ich den ganz wesentlichen Zusammenhang zwischen richtiger Ernährung – Schmauen – richtiger Verdauung und somit Gesundheit von Körper, Seele, Geist und in meinem Fall der Haut nur belegen. Dazu ist das Schmauen und die damit einhergehende (und zu erlernende!) Zungenreflexbewegung der wesentliche Grundstein und Ausgangspunkt für alle positiven Grundeigenschaften wie Energie, Power, Gesundheit und Schönheit.

Mein Tipp: Es sollte möglichst Vollwertkost aus Ökologischem Anbau »geschmaut«, also: genussvoll ausgeschmeckt werden, ohne schädliche Zusatzstoffe, ohne künstliche Geschmacksverstärker, ohne Antibiotika und Hormone.

Ja, Schmauen von Vollwertkost – das wäre meine ideale Wunschkombination für 100-fache Gesundheit, Glück und ein langes Leben (nach chinesischem Sprichwort).

Beim Schmauen (= schmecken & kauen) der richtigen gesunden Kost schmeckt »Fast Food« und mit künstlichen Geschmacksstoffen veränderte Nahrung einfach nicht mehr. Sie wird vom Geschmacksorgan des Menschen als nicht gut befunden und dadurch vermieden. Das hat äußerst positive Folgen! Denn: Bei allergologischen Austestungen zeigen sich immer häufiger Allergien gegen Lebensmittelzusatzstoffe und Lebensmittelkonservierungsstoffe, die zum Teil massive Hautekzeme mit starkem Juckreiz oder auch Asthma bronchiale auslösen können.

Nachdem derzeit in Deutschland ca. 25–30 Millionen Menschen an einer Allergie leiden und auch immer mehr Kreuzallergien der einzelnen Allergene auch im Bereich der Lebensmittelzusatzstoffe, Antibiotika und Hormone (die vielen Lebensmitteln zugesetzt werden!) auftreten, könnte durch das Schmauen und somit dem kompletten Meiden von Lebensmittelzusatzstoffen vielen Patienten auf sehr einfache und kostengünstige Weise geholfen werden.

Auf Grund der zahlreichen sich ständig vermehrenden Kreuzallergien untereinander zwischen verschiedenen Zusatzstoffen, Lebensmitteln, Pollen usw., die durch chemisch gleiche Teile in den einzelnen Substanzen bedingt sind, lassen sich durch das genussreiche

Ausschmecken der Nahrung (= Schmauen!) nicht nur Allergien gegen Zusatzstoffe in Lebensmitteln vermeiden, sondern auch viele weiteren allergischen Beschwerden wie allergischer Schnupfen, Heuschnupfen, Asthma bronchiale, Nesselsucht und selbst auch die Neurodermitis bessern, zum Teil auch gänzlich zur Abheilung bringen. Denn jetzt werden Mastzell- oder T-Lymphozyten-zellvermittelte Immunreaktionen (typische Allergiereaktionen) verhindert und es kommt zu einer Stabilisierung des Immunsystems, das zuvor überschießend reagierte.

Lieber Herr Schilling, durch Ihre Entdeckung des Schmauens, könnte somit auch im allergologischen Bereich bei zahlreichen Hauterkrankungen eine positive Lawine von Besserungen ausgelöst werden, die sich auf unser gesamtes Gesundheitssystem wie eine gesunde Reform auswirken würde.

Die einstigen Gedanken des ältesten und ersten großen Mediziners, Hippokrates von Kos passen sogar hierher: »*Nicht wir, sondern die Naturheilkräfte sind die Ärzte!*« Auf das Kau-Jogging & Schmauen von Jürgen Schilling bezogen: »*Nicht wir, sondern jeder selbst ist durch das Schmauen (»ein Naturheilverfahren«) sein eigener Arzt!*« Oder wie Sie, Herr Schilling, so treffend in Ihrem Buch anführen:

»*Ein neu ausgebildeter Sinn für Geschmack und dadurch wieder ein gesunder, normaler Appetit sind jetzt die beiden einzigen Ärzte, die man im Leben noch braucht*«.

Möge Ihr wunderbares Büchlein »Kau Dich gesund!« nun den vielen Menschen, die von der heilenden Kraft des Schmauens noch nicht erfasst sind, die erhoffte Hilfe bringen.

Möge das Schmauen in diesem Sinne dreimal hoch leben!

Herzliche Grüße
Dr. med. Sonja Blaschke-Grünvogel

Quellen

AID Verbraucherdienst: »Essen geht durch den Magen«, Ulrike Seifert, Dr. Ingrid Brüggemann, Ingolstadt 1994
AOK-Magazin: »Bleib Gesund« – Schlank um jeden Preis, Ausgabe 1/91
ARD-TV-Sendung (NDR): »König Kunde und die arme Sau«, Text: Peter Kuchenbach, NDR Hamburg 1997
Balling, Adalbert Ludwig: »Das Brot der Liebe brechen«, Missionsverlag Mariannhill, Würzburg 1991
Birkenbihl, Vera F.: »Stroh im Kopf«, mvg-Verlag, Landsberg/Lech 1996
Borosini, August von, Dr. med.: »Die Eßsucht und ihre Bekämpfung« (von Horace Fletcher), Holze & Pfahl, Dresden 1911
Brand, Dr. Gerhard: »Krankheit aus dem Darm. Die fundamentalen Erkenntnisse F.X. Mayrs«. In: Naturheilpraxis 1/87, München
Brand-Hetzel, Dr. med. Christiane: »Autogenes Training«, Heyne, München 1982
Carnegie, Dale: »Sorge dich nicht – lebe!«, Scherz Verlag, Bern, 1994
Diamond, Harvey und Marilyn: »Fit fürs Leben‹, Bertelsmann, Gütersloh 1986
Dürckheim, Graf Karlfried: »Hara«, Scherz Verlag, Bern 1978
Dürckheim, Graf Karlfried: »Der Alltag als Übung«, Verlag Huber, Bern 1983
Enkelmann, Nikolaus B./Arndt, Roland: »Der erfolgreiche Weg«, Verlag Norman Rentrop, Bonn 1992
Enkelmann, Nikolaus B.: »Das Enkelmann Power Training«, Verlag Norman Rentrop, Bonn 1995
Fedrigotti, Toni: »Zum Erfolg geboren«, Goldmann, München 1989
Fischer, Theo: »Wu wei«, Rowohlt Verlag, Reinbek bei Hamburg 1992
Fletcher, Horace: »Wie ich mich selbst wieder jung kaute im Alter von sechzig Jahren«, (Übers.: Julius Müller), Verlag Demme, Leipzig 1910
Gaedemann, Claus: »Ich habe immer Zeit«, Ariston-Verlag, Genf 1992
Herzog, Dagmar: »Mentales Schlankheitstraining«, F. A. Herbig, München 1995
Hinterleitner, Werner & Hanna & Liesel, Verband Dr. Joseph Murphy, Institut für Positive Lebensführung, Paderborn-Schloß Neuhaus
Hirt, Josef: »Der Mensch und das Gesetz von Lust und Unlust«, Institut Josef Hirt, Zürich 1985
Huber, Dr. Ellis: »Handeln statt schlucken«, Edition q, Berlin 1993

IFS Ulbrich: »Studienratgeber«, Inst. Für Schriftsteller-Nachwuchs, Hamburg

Janov, Arthur: Der Urschrei. Fischer Verlag, Frankfurt/M. 1973

Karrasch, Guido: Mensch und Umwelt aus ganzheitlicher Sicht, München

Kinz, Franziska: »Praktische Ratschläge zur naturgemäßen Lebensweise«, Goldmann Verlag, München 1973

Kirschner, Josef: »Die Kunst ohne Überfluß glücklich zu sein«, Verlag Droemer Knaur, 1980

Kneipp, Sebastian: »Mein Testament für Gesunde und Kranke«, Ehrenwirth Verlag, München 1997

Köhnlechner, Manfred: »Biologische Medizin heute«, Verlag F. A. Herbig, München 1988

Kühnemann, Dr. med. Antje-Katrin, »Die Sprechstunde«, Bayerisches Fernsehen

Kunze, Dr. Michael: »Der Freiheit eine Gasse«, Kindler Verlag, München 1990

Liek, Dr. Erwin: »Am Kamin«, Lehmanns-Verlag, München 1935

Loeckle, Dr. W. E.: »Mundverdauung und Krebsvorsorge«, Klostermann, Frankfurt/Main 1961

Lohmeier, Georg: »Der Weg zum Herzen«, Ehrenwirth Verlag, München 1997

Lützner, Hellmut: »Wie neugeboren durch Fasten«, Graefe & Unzer, München 1986

Mandingo, Og: »Das Geheimnis des Erfolgs«, Verlag Rentrop, Bonn 1989

Martin, Dr. Selma M.: Gesund durch richtiges Trinken. Ehrenwirth Verlag, München 1998

Mayr, Dr. Franz Xaver: »Die Darmträgheit«, Verlag Neues Leben, Bad Goisern 1967

Mayr, Dr. Franz Xaver: »Schönheit und Verdauung«, Verlag Neues Leben, Alberschwende 1984

Mehler, H. A./Keppler, H.: »Fastenkuren«, Falken-Verlag, Niedernhausen 1986

Murphy, Joseph: »Die Macht Ihres Unterbewußtseins«, Ariston, Genf 1978

Oberbeil, Dr. Klaus: »Der Diät-Test«, Stedtfeld Verlag, Münster 1991

Ortner, Eugen: »Sebastian Kneipp – Seine Lebensgeschichte«, Ehrenwirth Verlag, München 1994

Poelchau, Susanne: »Essen mit Genuß und ohne Reue«, Skript zur Sendereihe des BR, TR-Verlagsunion, München 1994

Pollmer, Udo: »Iß und stirb«, Verlag Kiepenheuer & Witsch, Köln 1992

Pollmer, Udo: »Prost Mahlzeit! Krank durch gesunde Ernährung«, Verlag Kiepenheuer & Witsch, Köln 1994

Pollmer, Udo: »Vorsicht Geschmack«, Verlag S. Hirzel, Stuttgart 1998

Pütz, Jean: »Darm & Po«, vgs Verlagsgesellschaft, Köln 1996

Ratgeber Frau und Familie: »Helicobacter Pylori«, Autorin: Ute Fischer, J. Weck Verlag, Wehr-Öflingen (3/96)

Ratelband, Emile: »Der Feuerläufer«, Econ-Verlag, Düsseldorf 1996

Rauch, Dr. Erich: »Die Darmreinigung nach Dr. med. F.X. Mayr« Karl F. Haug Verlag, Ulm 1957

Rauch, Dr. Erich: »Blut- und Säfte-Reinigung«, Haug Verlag, Ulm 1965

Rauch, Dr. Erich: »Diagnostik nach F.X. Mayr«, Haug Verlag, Heidelberg 1977

Rauch, Dr. Erich/Mayr, Peter: Milde Ableitungs-Diät, Haug Verlag, Heidelberg, 1978

Rauch, Dr. Erich, Autosuggestion und Heilung: die innere Selbst-Mithilfe, Haug Verlag, Heidelberg, 1981

Rauch, Dr. Erich: Die Kohlenhydrat-Falle, Karl F. Haug Verlag in MVS Medizinverlage Stuttgart, 2003

Robbins, Anthony: »Das Robbins-Power-Prinzip«, Verlag Rentrop, Bonn 1993

Robbins, Anthony: »Grenzenlose Energie: das Power-Prinzip«, Verlag Rentrop 1994

Robbins, John: »Diet for a new America«, zitiert aus »Robbins-Power-Prinzip«

Rossberg, Eva: »Unser Körper: Mund und Zähne«, Rowohlt, Reinbek 1995

Rossberg, Eva: »Unser Körper: Ernährung und Verdauung«, Rowohlt, Reinbek 1995

Schneidrzik, Dr. Willy E.J.: »Rundherum gesund«, Verlag Bastei Lübbe, Bergisch Gladbach 1994

Scholz, Herbert: »Tu Dir 3 x täglich Gutes«, Herder, Freiburg 1983

Schöne, Hubert: »Stationen«, Red.: Kirche und Welt, Bayerisches Fernsehen

Schönauer, Gerhard: »Zurück zum Leben auf dem Land«, Goldmann, München 1979

SAT.1-Magazin: Akte '96, Ulrich Meyer

Seiwert, Lothar J.: »Das 1 × 1 des Zeitmanagements«, 21. Aufl., mvg-verlag, Landsberg am Lech, 2001

Seiwert, Lothar J.: »Kursbuch Lebens-Zeit«, 2. Aufl., Seiwert-Institut, Heidelberg, 2002

Tepperwein, Kurt: »Kraftquelle Mentaltraining«, Ariston, Genf 1988

Thomas, Carmen: »Ein ganz besonderer Saft – Urin«, vgs, Köln 1993

Tremper, Will: »Meine wilden Jahre«, Ullstein, Berlin 1996

Wiedemann, Dr. Fritz: »Die Kunst glücklich zu sein«, Herbig, München 1991

Wiedemann, Dr. Fritz: »Erfolg durch Psychologie«, Verlag Karrasch, München 1989

Wiedemann, Dr. Fritz: »Topfit in die 90er Jahre«, Verlag Karrasch, München 1990

Wiedemann, Dr. Fritz (Herausgeber): »Natur Heilmethoden«, Karrasch, München 1991